Diät für Diabetiker

Diät für Diabetiker

Von Rotraud Degner
und Dr. med. Dieter Volhard, Facharzt
für innere Krankheiten

Mit einem Vorwort von Prof. Dr. H. Mehnert, München

Gesundheit & Medizin

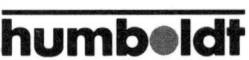

Die Autoren:
Rotraud Degner ist eine der bekanntesten Kochbuchautorinnen Deutschlands. Sie verfaßte mehrere Bücher und schreibt regelmäßig für namhafte deutsche Zeitschriften. Ihr Schwerpunkt: Diäten nach ernährungswissenschaftlichen und medizinischen Gesichtspunkten, und was das Besondere ist, ihre Gerichte schmecken besser als die übliche Diät-(Kranken-)kost!
Dr. med. Dieter Volhard, ein bekannter Internist, übernahm die fachliche Beratung. Er lebt heute im Ruhestand.

Die mit einem * versehenen Gerichte in den Wochenplänen finden Sie alle im Rezeptteil wieder; bitte schlagen Sie im Register nach. Die Mengenangaben dieser Gerichte müssen beim Nachkochen genau eingehalten werden.

Abkürzungen

    1 BE = Broteinheit (12 g Kohlenhydrate)
    E = Eiweiß
    F = Fett
    Kcal = Kalorie*
    KH = Kohlenhydrate
    ∅ bedeutet: kein(e)

Alle Rezepte sind für 1 Person gerechnet.
Die Rezepte sind innerhalb der Kapitel, mit wenigen Ausnahmen, alphabetisch geordnet.

* Offiziell wird seit 1. Januar 1978 die Kalorie durch »Joule« ersetzt. 1 Kalorie = 4,186 Joule (kJ).

Umwelthinweis: gedruckt auf chlorfrei gebleichtem Papier

Hinweis für den Leser:
Alle Angaben in diesem Buch wurden sorgfältig geprüft und entsprechen dem aktuellen Stand von Wissenschaft und Forschung. Dennoch kann für diese Angaben vom Verlag keine Gewähr übernommen werden.

Umschlaggestaltung: Wolf Brannasky, München
Umschlagfotos: (Vorder- und Rückseite):
               Fotostudio Peter Bornemann, München

10. Auflage 1995

© 1975 by Humboldt-Taschenbuchverlag Jacobi KG, München
© 1971 by Kochbuchverlag Heimeran KG, München,
für die Originalausgabe »Kochbuch für Diabetiker«
Druck: Presse-Druck Augsburg
Printed in Germany
ISBN 3-581-66257-4

Inhalt

Geleitwort

Die Diät ist die Grundlage der Diabetesbehandlung. Um so erstaunlicher ist es, daß so wenige Zuckerkranke diätetisch gut geschult sind oder sich bereit erklären, ihre Ernährung gemäß den Kostvorschriften, die sie erhalten haben, zu gestalten. Die Gründe hierfür sind vielfacher Art. Man macht es sich zu leicht, wenn man stets nur den Patienten anschuldigt, daß er die Diät infolge mangelnder Einsicht nicht beachtet. Häufig genug ist der Grund für das diätetische Versagen auch in einer mangelhaften Beratung und Unterrichtung zu sehen. Deswegen begrüßen alle Diabeteskenner Bestrebungen, die darauf gerichtet sind, dem Zuckerkranken gut verständliches Lehrmaterial zur Verfügung zu stellen. Aber auch bei der Abfassung von Diätbüchern und Diätvorschriften gibt es Schwierigkeiten; nicht jeder, der etwas von der Ernährungslehre und Diätetik versteht, ist in der Lage, sein Wissen umzusetzen, d. h. es in verständlicher Form an den Patienten weiterzugeben. Deswegen bin ich besonders froh, das vorliegende Diätbuch uneingeschränkt empfehlen zu können. Hier hat eine vorzügliche Kochbuchautorin gezeigt, daß sie über ein hohes didaktisches Geschick verfügt. Sie hat mit Hilfe dieser Eigenschaft ein glänzendes Buch geschrieben. Mehr über den Diabetes wird Herr Dr. Volhard in der Einführung sagen. Als Aufgabe meines Geleitworts sehe ich es an, dieses hervorragende Buch uneingeschränkt zu empfehlen. Es besteht für mich kein Zweifel, daß alle, die mit seiner Hilfe ihre Diät gestalten wollen, davon großen Nutzen haben werden.

Prof. Dr. H. Mehnert
Vorsitzender des Ausschusses »Ernährung«
der Deutschen Diabetes-Gesellschaft

Einführung

Es handelt sich bei der Zuckerkrankheit um eine Stoffwechsel-
störung, bedingt durch eine mangelhafte Verwertung der zuge-
geführten Kohlenhydrate (zucker- und stärkehaltige Nahrungsmittel wie Zucker, Mehl, Teigwaren, Brot, Gebäck, Kartoffeln,
Obst, Gemüse und Milch). Diese werden beim Passieren des
Darms zu Zucker umgewandelt und als Zucker durch die Darm-
wand ins Blut aufgenommen. Als »Brennstoff des Lebens« ge-
langt er zu den Körperzellen, um vorwiegend in den Muskel-
zellen Energie zu erzeugen, mit der wir uns fortbewegen, Arbeit
leisten oder Sport treiben. Die auch »Verbrennung« genannte
Verwandlung des Zuckers in Muskelenergie ist nur möglich,
wenn ein bestimmtes Hormon vorhanden ist, das in den Insel-
zellen der Bauchspeicheldrüse gebildete Insulin. Fehlt es oder
wird es nicht in genügender Menge bereitgestellt, häuft sich der
Zucker im Blut an und erscheint auch im Urin. Daraus erklären
sich die Nachweismethoden des Diabetes, die der Arzt veran-
laßt, wenn bestimmte Symptome auf eine Zuckerkrankheit hin-
deuten, z. B. Müdigkeit, Schlappheit, Durst, schlecht heilende
Wunden, Hautjucken und vermehrte Urinausscheidung.
Das Behandlungsprinzip ergibt sich von selbst. In leichten Fällen genügt es, die Ernährung so umzustellen, daß unter Erhal-
tung einer normalen Leistungsfähigkeit der Insulinmangelzu-
stand toleriert wird. Reicht die diätetische Behandlung nicht
aus, muß dem Organismus das fehlende Insulin in genauer An-
passung an den Bedarf zugeführt werden. Auf die Tabletten-
behandlung, die das lästige Einspritzen des Insulins ersetzen
sollte, sprechen leider nicht alle Formen der Zuckerkrankheit
an. Insbesondere der jugendliche Diabetes mit totaler Blockie-
rung der körpereigenen Insulinproduktion bleibt angewiesen

auf seine täglichen Injektionen. Entscheidend kommt als Drittes die individuelle Lebensführung hinzu, wobei die breite Skala unterschiedlicher beruflicher Anforderungen, Temperamente und Gewohnheiten zu berücksichtigen ist. Erst wenn Diät, Insulin bzw. Tabletten und Lebensweise sorgfältig aufeinander abgestimmt sind, kann von einer optimalen »Einstellung« gesprochen werden.

Den Forschungen der letzten 10 Jahre verdanken wir die Erkenntnis, welche fatale Rolle die Fettsucht als Provokateur des Diabetes spielt. Mit Recht wird vom Wohlstandsdiabetes gesprochen, 80 % aller Diabetiker sind übergewichtig. Nachdem eine wissenschaftliche Fundierung dieser Zusammenhänge gelang, wird die alte Erfahrung verständlich, warum in Kriegszeiten besonders in belagerten Städten die Zahl der Zuckerkranken rapide absank, während wir heute in den Überflußländern eine beängstigende Zunahme – übrigens auch der Gicht – erleben. In der Tat ist es in den meisten Fällen möglich, einen Altersdiabetes allein durch energische Gewichtsreduzierung zum Verschwinden zu bringen.

Das wichtigste Ziel jeder Erstbehandlung eines Altersdiabetes muß demnach darauf ausgerichtet sein, das Idealgewicht zu erreichen. Erst danach wird, wenn überhaupt noch erforderlich, die medikamentöse Therapie eingesetzt. Der Versuch, individuelle Eßgewohnheiten verändern zu wollen, scheitert oft daran, daß die tägliche Kasteiung einer Abmagerungsvorschrift als tiefgreifende Veränderung der gesamten persönlichen Lebenssphäre empfunden und deshalb nur ungern befolgt wird. Leichter erträglich erscheinen einem Teil der Übergewichtigen 1 bis 2 Fastentage pro Woche, die sich bestens bewährt haben.

Grundlage jeder Diabetesbehandlung ist die Diät. Sie soll, wenn keine Begleitkrankheiten zu berücksichtigen sind, eiweißreich, fettarm und relativ kohlenhydratreich sein und täglich alle lebensnotwendigen Nähr- und Wirkstoffe in ausreichender Menge enthalten. Da es sich um eine zeitlich unbegrenzte Dauerkost handelt, wird vom Diabetiker Einfühlung, Verständnis und Geduld verlangt. Das ist nicht jedermanns Sache. Gespräche mit den Patienten erschöpfen sich oft in einer nutzlosen Diskussion über erlaubte und verbotene Nahrungsmittel. Dieses Frage- und Antwortspiel ist ein untrügliches Zeichen für einen langweilig gestalteten Speiseplan. Nicht die Verbote und Gebote sind es, die solche Patienten bedrücken, sondern die Monotonie der täglichen Kost. Sie fordert geradezu heraus, Ausbruchsversuche zu wagen, möglichst unter ärztlicher Rückendeckung.

Aber wenn man gerne kocht, kann das auch eine Herausforderung sein. Eine Diät braucht nie eintönig oder farblos zu sein. Gerade der Diabetiker, der meistens ein Leben lang auf eine Diät angewiesen ist, braucht nötiger als jeder Gesunde ein Kochbuch voller verführerischer Rezepte. Es gibt vorzügliche deutsche und ausländische Gerichte, die sich mit der Diabetesdiät durchaus in Einklang bringen lassen. Wahre Schlemmeressen sollte man allerdings nicht erwarten, denn das hieße, den Teufel mit dem Beelzebub austreiben. Auf den verhängnisvollen Zusammenhang zwischen Überernährung und Diabetes wurde mehrfach hingewiesen.

Die Waage entscheidet, welcher Patient die kalorienarme Diabetesdiät – täglich 1800–2000 Kalorien – verschrieben bekommt. Eine zwar knappe, aber noch voll ausreichende Kost, die überdies den Vorzug hat, den Forderungen moderner Physiologen an eine gesunde Ernährung geradezu ideal zu entsprechen. Sie ist genau die Kost, die ärztlich jedem Menschen über 40 Jahre, krank oder gesund, zu empfehlen wäre. Sie ist reich an Eiweiß, arm an Fett und enthält besonders viel Gemüse, Salate und Früchte. Eine kalorienarme Diabetesdiät macht schlank, verhindert künftigen Fettansatz, und man bleibt besonders leistungsfähig. In geeigneten Fällen senkt sie einen überhöhten Blutdruck und wirkt einer vorzeitigen Arteriosklerose entgegen.

Vor allem aber: Es gibt wohl keine Krankheit, auf deren Verlauf die Diät einen so entscheidenden Einfluß hat wie bei dem Diabetes. Bei leichten Fällen ist sie sogar allein, ohne weitere Medizin, imstande, den Diabetes unter Kontrolle zu halten. Wir hoffen, daß es mit diesem Kochbuch überzeugend gelingt, die Legende zu widerlegen, Diabetes sei gleichbedeutend mit lebenslangem Verzicht. Die hier gebotene Chance, seine Erkrankung überwinden zu lernen, besteht in der Fähigkeit, sich täglich neu an seinen Diabetes anzupassen, ohne auch nur einen Augenblick an Lebensfreude und Wohlbefinden einzubüßen.

Der Speisezettel
des Diabetikers

Der Speisezettel des Diabetikers wird weitgehend durch den vom Arzt ausgehändigten Diätplan bestimmt. Auf dem Diätplan sind nicht nur die Mengen an Kohlenhydraten, Eiweiß und Fett festgelegt, die der Diabetiker zu sich nehmen darf, sondern auch die Anzahl der Mahlzeiten, auf die die zugebilligten Nahrungsmittel zu verteilen sind. Dabei wird klar: Diabetiker sollen keine großen, schweren Mahlzeiten zu sich nehmen, sondern 6–7 kleine. Diese werden gleichmäßig über den ganzen Tag verteilt, damit sie der Körper besser verarbeiten kann.

Die Hauptmahlzeiten bleiben natürlich Frühstück, Mittag- und Abendessen. Die restlichen Zwischenmahlzeiten sind kleine Imbisse, die man in Form von frischem Obst, Joghurt, Milch oder einer Scheibe Brot zu sich nimmt. Die Hauptsache ist, daß jede Mahlzeit die vorgeschriebene Menge an Broteinheiten (BE) enthält.

Der Speisezettel soll so abwechslungsreich wie möglich sein. Hier beginnt die Kunst der Hausfrau, aus den zur Verfügung stehenden Nahrungsmitteln immer neue Gerichte zusammenzustellen. Was man über Kohlenhydrate, Eiweiß und Fette sowie über die Zubereitung der Diät wissen muß, lesen Sie auf den nächsten Seiten. Die für hungrige Esser manchmal doch knapp bemessenen Essensportionen sollten durch viel Gemüse und Salate angereichert werden. Auf den Seiten 83 ff. und 129 sind Gemüse und Salate aufgezählt, die Sie anrechnungsfrei oder begrenzt anrechnungsfrei zu den zugeteilten Broteinheiten hinzunehmen können. Alle Kräuter und Gewürze sind dem Diabetiker erlaubt. Sie können, richtig dosiert, langweilige Essen in pikante Mahlzeiten verwandeln.

Kuchen und Süßspeisen sind auf einem kalorienbeschränkten

Speisezettel selten zu finden. Wer nun Kuchen über alles liebt, muß einmal auf eine Mahlzeit verzichten und seine BE in Diabetikerkuchen anlegen. Bedauerlicherweise teilen die Konditoren, die z. T. ausgezeichnete Diabetikerkuchen führen, selten oder nie mit, wieviel BE oder gar Kalorien jedes Stück Kuchen oder Torte hat. Wenn Sie selber backen, läßt sich das leichter ausrechnen. Daß zum Backen statt Zucker immer Diabetiker-Zucker oder Süßstoff genommen wird, ist selbstverständlich.

Sie finden in diesem Buch Speisezettelvorschläge für eine Standard-Diät für alle Jahreszeiten. Sie enthält 1800–1900 Kalorien. Und wer eine Abmagerungskur machen muß, kann sich bei einem Wochenvorschlag von 1200 Kalorien Anregung für seinen Speisezettel holen.

Die Kalorien

In diesem Buch ist fast auf jeder Seite von Kalorien die Rede. Deshalb möchte ich Ihnen kurz erklären, was Kalorien eigentlich bedeuten und warum man sie zum Ausgangspunkt aller Berechnungen der Diät verwendet. Die Kalorie (Kcal)* ist der wissenschaftliche Begriff, um die Heiz- und Brennwerte des Körpers auszudrücken. Unser Körper muß, damit er seine Funktionen ausüben kann, Tag für Tag eine bestimmte Menge an Nahrungsmitteln zugeführt bekommen. Diesen Nahrungsbedarf des Körpers rechnet man in Kalorien aus. Jedesmal, wenn eine körperliche Bewegung vollzogen wird, ob man nun die Augenbraue hebt oder etwa Holz sägt, wird eine bestimmte Menge an Kalorien verbraucht. Das geschieht sogar im Schlaf, weil unsere Organe auch weiterarbeiten, wenn wir uns zur Ruhe legen. Der Kalorienbedarf der einzelnen Menschen weicht erheblich voneinander ab. Man errechnet ihn aus dem Alter, dem Geschlecht, der Größe und dem Sollgewicht des einzelnen sowie nach der Intensität seiner körperlichen Betätigung. Ein Schwerarbeiter verbraucht wesentlich mehr Kalorien als ein Schreibtischarbeiter, eine Hausfrau, die den ganzen Tag herum-

---

* seit 1978 wird die Kalorie durch »Joule« ersetzt.
  1 Kalorie = 4,186 Joule.

läuft, mehr als eine Sekretärin. Ein Übergewichtiger darf weniger Kalorien zu sich nehmen als ein Untergewichtiger. Kinder, die viel herumspringen und durch das Wachstum seltener Fett ansetzen, verarbeiten relativ viele Kalorien. Alle diese Voraussetzungen bedenkt der Arzt, wenn er für den Diabetiker den Diätplan aufstellt und die Menge der erlaubten Kohlenhydrate und Kalorien festlegt.

Enthalten unsere Mahlzeiten nun genausoviele Kalorien, wie für unsere körperlichen Bewegungen verbraucht werden, bleibt das Gewicht konstant – der Idealzustand. Ein gesunder Mensch, auch ein Diabetiker, wird nur dadurch zu dick, daß er zu viel, also zu kalorienreich, ißt und sich zu wenig bewegt, um diesen Überschuß an Kalorien wieder abzubauen.

Da 80% aller Diabetiker zu dick sind und das Übergewicht eine der auslösenden Ursachen des Diabetes sein kann, muß man die Kalorienzufuhr aller übergewichtigen Diabetiker einschränken. *Also nicht nur die genaue Kontrolle der aufgenommenen Kohlenhydrate, sondern auch die sorgfältige Einhaltung der vorgeschriebenen Kalorienmenge gehören zur Behandlung des Diabetes.*

Auf der am Schluß dieses Buches stehenden Kalorientabelle sind die wichtigsten Nahrungsmittel mit ihrem Kaloriengehalt zusammengestellt. Ich habe, um es Ihnen leichter zu machen, die Menge nicht nur in Gramm, sondern auch in Löffeln, Stück und den verbrauchsüblichen Portionen angegeben. Wollen Sie eine noch genauere Übersicht über den Kaloriengehalt aller Lebensmittel bekommen, sollten Sie sich eine Kalorientabelle über Ihre Buchhandlung besorgen.

Die Kohlenhydrate und die Broteinheiten (BE)

Kohlenhydrate sind in allen zuckerhaltigen und stärkereichen Nahrungsmitteln wie Brot, Mehl, Zucker, Nährmitteln, Kartoffeln, aber auch in Früchten und, in kleinen Mengen, im Gemüse enthalten. Da beim Diabetiker das Vermögen, die Kohlenhydrate zu verarbeiten, gestört ist, muß die Menge an Kohlenhydraten, die er aus eigener Kraft oder mit Hilfe von Insulin verträgt, in sorgfältigen Untersuchungen klinisch festgestellt werden. Nach Abschluß der Untersuchungen wird der

Arzt dem Patienten genau sagen, wieviel Gramm Kohlenhydrate er am Tag zu sich nehmen kann. Um die Berechnungen
zu erleichtern, hat man   12 g Kohlenhydrate
                               = 1 Broteinheit (1 BE)

festgesetzt. Die erlaubte Kohlenhydratmenge für den Tag wird
der Arzt also in BE ausdrücken. 1 BE entspricht z. B. einem
halben Brötchen oder einer mittelgroßen Kartoffel oder einem
kleinen Apfel oder knapp $1/4$ l Milch. Sowohl die Kalorientabelle wie die Kohlenhydrat-Austauschtabelle (beide am Schluß
des Buches abgedruckt) geben Ihnen genau Auskunft über den
Kohlenhydratgehalt der einzelnen Nahrungsmittel. Die Ärzte
schlagen vor, mindestens $1/3$ der Tagesration an Kohlenhydraten
in Form von Obst und Gemüse zu sich zu nehmen.
Wichtig ist es, die BE genauso über die einzelnen Mahlzeiten
zu verteilen, wie es der vom Arzt ausgehändigte Diätplan vor-
sieht. Dem Körper fällt es leichter, kleine Kohlenhydratmengen
nacheinander zu verarbeiten, als mit einem Riesenangebot fertig
zu werden. Also nicht die Brotscheibe vom Nachmittagstee zum
Abendessen aufheben. Schon das kann zu bedenklichen Ausfall-
erscheinungen führen. Eine Gruppe unter den Kohlenhydraten
ist dem Diabetiker vollkommen verboten: das ist Zucker in
jeder Form, auch Traubenzucker oder Malzzucker. Es gibt nur
eine Ausnahme: das Stückchen Zucker, das der Diabetiker immer in der Tasche haben soll für den Fall einer Unterzuckerung.
Zu diesem strikten Verbot gehören auch alle süßen Dinge, die
mit Zucker zubereitet werden, wie Kuchen, Torten, Kleinge-
bäck, Schokolade, Bonbons, Pralinen, Honig, Marmelade sowie
sehr süßes Obst wie Datteln, Feigen und Weintrauben. Aber
auch alle mit Zucker gesüßten Getränke fallen unter dieses Verbot. Lesen Sie darüber bitte das Kapitel »Getränke« nach.
Bis zu einem gewissen Grad kann man den Ausfall von Zucker durch
den sogenannten Diabetiker-Zucker ersetzen. Es handelt sich dabei
um die Zuckeraustauschstoffe Fructose (Fruchtzucker), Sorbit und
Xylit.
Durch eine Änderung der Verordnung über die Anrechnung von
Zuckeraustauschstoffen in der Diabetes-Diät müssen diese neuer-
dings in die BE-Berechnung mit einbezogen werden, d. h., genau
wie alle anderen Kohlenhydrate, schlagen 12 g Zuckeraustausch-

stoffe = 1 BE zu Buch. Damit will man auch dem immer wieder auftauchenden Irrtum der Zuckerkranken begegnen, daß die Zukkeraustauschstoffe kalorienfrei seien und deshalb in unkontrollierten Mengen verbraucht werden dürfen. Da der Kaloriengehalt des Diabetikerzuckers fast genauso hoch ist wie der von normalem Zucker, wird er bei einer kalorienbeschränkten Diät nur bedingt Verwendung finden. Jedoch ist der Diabetiker-Zucker auch besonders für diabeteskranke Kinder gut geeignet, um hin und wieder den Hunger nach etwas Süßem zu stillen. Im übrigen muß man auf die verschiedenen Süßstoffe ausweichen, die kalorienfrei sind und, richtig dosiert, keinen Nachgeschmack haben.

Eiweiß und Fette

In der modernen Diabetesdiät schreibt der Arzt die zulässigen Mengen an Eiweiß und Fett vor. Sie werden fast immer finden, daß es sich mit der erlaubten Eiweißmenge gut leben läßt, die erlaubte Fettmenge dagegen einige Umstellung in Ihren bisherigen Eß- und Kochgewohnheiten erfordert. 90 g Eiweiß z. B. als erlaubte Tagesmenge entsprechen immerhin der Menge von etwa 500 g Fleisch. Natürlich ist es nicht ratsam – und außerdem auch zu teuer –, den gesamten Tagesbedarf an Eiweiß mit Fleisch zu decken. Fisch, Milch, Käse, Eier und Nüsse sind wertvolle Eiweißlieferanten, wobei fetter Käse und Nüsse wegen des hohen Kaloriengehaltes entfallen. $1/4$ l Vollmilch enthält etwa 8 g Eiweiß, $1/4$ l der wesentlich kalorienärmeren Magermilch sogar 10 g. 100 g Magermilchquark bringen 17 g Eiweiß ein.

Fett ist der größte Feind der schlanken Linie, und darum ist die erlaubte Fettmenge auch gering. Wenn Ihnen der Arzt 60 g Fett am Tag erlaubt hat, dann bedeutet das keineswegs, daß Sie die ganze Fettmenge zum Kochen und als Brotaufstrich verwenden können. Sie müssen zuerst die übrigen Lebensmittel Ihres Tagesplanes, vor allem Fleisch, Milch, Eier und Aufschnitt, auf die verborgenen Fette untersuchen. Auch dies geschieht wieder mit Hilfe der Kalorientabelle. Sie werden sich weitgehend für mageres Fleisch, Geflügel, fettarmen Fisch, mageren Aufschnitt und mageren Käse entscheiden müssen. Dafür sind die Essensportionen dann größer. Nützlich wird Ihnen außerdem die »Fett-Berechnungstabelle« sein, die Ihnen zeigt, in welchen Lebensmittelmengen 10 g Reinfett verborgen sind.

Getränke

Ein Diabetiker kann, genau wie jeder gesunde Mensch, in vernünftigen Grenzen so viel trinken, wie er zur Stillung seines Durstes braucht. Es ist nicht die Menge an Flüssigkeit, die kontrolliert werden muß – ein gesunder Körper scheidet die nicht benötigte Flüssigkeit wieder aus –, sondern die Art der Getränke, auf die es ankommt.

Uneingeschränkt kann ein gesunder Diabetiker alle Arten von Tee, schwarzen Kaffee und ungesüßtes Mineralwasser trinken – zum Süßen wird Süßstoff verwendet. Verboten sind alle zucker- und stärkereichen Getränke wie Limonaden, Cola-Getränke, Fruchtsäfte, normales Bier, Liköre, süßer Wein und Sekt.

Jedoch gibt es hier Tröstliches: die rührige Industrie hat sich bei den Getränken besonders intensiv der Diabetiker angenommen. So gibt es zur Freude vieler Diabetiker und Übergewichtigen ein ausgezeichnetes Diätbier, das von mehreren namhaften Brauereien hergestellt wird. Es gibt normales Diät-Bier, Diät-Pils und sogar Diät-Altbier. Eine ganze Flasche Diätbier ist nur mit $1/5$ BE zu veranschlagen. Allerdings darf man nicht vergessen, die 135 Kalorien pro Flasche von der zugestandenen Tagesmenge an Kalorien abzuziehen. Der Alkoholgehalt von Diätbier liegt etwas höher als der von Normalbier. Bei allem Alkoholkonsum sollte übrigens vorher der Arzt gefragt werden, ob und wieviel Alkohol man trinken darf.

Ein Glas naturreiner Wein (es gibt ein Diabetiker-Weinsiegel, das die Zuckerarmut des Weines garantiert) oder Diabetikersekt, ein Gläschen Schnaps, Whisky oder Cognac sind ohne Anrechnung auf die BE erlaubt, aber der Kaloriengehalt muß auch hier mitberechnet werden. Auf der Kalorientabelle (am Schluß des Buches) ist er vermerkt. Diabetiker-Obstsäfte, Diabetiker-Fruchtsirup und Diabetiker-Süßmost haben auf den Etiketten die genaue Angabe ihres Gehaltes an Kohlenhydraten und Kalorien und können dementsprechend in den Tagesplan mit einbezogen werden.

Die Berechnung der Diät

Waage, Rechenstift und Kalorientabelle gehören zu jeder Diabetesdiät. Sie werden sich nur dann gesund und leistungsfähig fühlen, wenn Sie den von Ihrem Arzt aufgestellten Diätplan genau befolgen. Jede eigenmächtige Abänderung der Diät führt zu gefährlichen Störungen des Zuckerhaushaltes.
Sie brauchen als erstes eine Waage, mit der man selbst kleine Mengen wie 10 g abwiegen kann. Eine Diätwaage, aber auch eine Briefwaage, die bis 250 g Gewichtsmenge anzeigt, reicht völlig aus. Legen Sie anfangs jede Brotscheibe, jede Kartoffel, jeden Apfel auf die Waage. Brot z. B. läßt sich sehr schwer schätzen, die Dicke der Brotscheibe sagt noch keineswegs etwas über ihr Gewicht aus. Später wissen Sie dann, wie groß oder klein ein Apfel ist, der einer BE entspricht (er ist ziemlich klein) oder wie groß ein Butterstückchen von 5 g aussieht (es ist auch ziemlich klein).

Nun kommt der Rechenstift, er wird jeden Tag gebraucht. Sie müssen sich, zumindest in der ersten Zeit, einen genauen Tagesplan zusammenstellen für die einzelnen Mahlzeiten. Legen Sie sich eine Liste wie auf Seite 18 an, in der Sie die Menge an Eiweiß, Fett, Kohlenhydraten und Kalorien von jedem einzelnen Nahrungsmittel eintragen, das der Diabetiker essen wird. Schlagen Sie dazu die Kalorientabelle am Schluß dieses Buches auf. Suchen Sie sich außerdem die vorgesehenen Rezepte heraus, die Sie nachkochen wollen. Bei allen Rezepten in diesem Kochbuch sind die benötigten Zahlen schon ausgerechnet. Sie werden nur auf die Liste übertragen. Wollen Sie eigene Rezepte verwenden, müssen Sie diese selbst ausrechnen. Ich zeige Ihnen das an einem Beispiel:

Ćevapčići – Fleischwürstchen

Zutaten	E	F	KH	Kcal
100 g Tatar	22	2	–	120
20 g Schweinehack (1 Eßlöffel)	4	4	–	52
Salz, Paprika	–	–	–	–
1 Eßlöffel Olivenöl	–	10	–	90
1 kleine Zwiebel	–	–	3	14
	26	16	3	276

Das Rezept enthält:
26 g Eiweiß, 16 g Fett, 3 g Kohlenhydrate
= 276 Kalorien

Haben Sie Ihren Tagesplan fertig, wird addiert. Ist zu viel Fett darin enthalten, muß erbarmungslos die Frühstücksbutter oder die fette Wurst gestrichen werden. Haben Sie für eine Mahlzeit nicht genug Kohlenhydrate vorgesehen, suchen Sie sich aus der Kohlenhydrat-Austauschtabelle noch eine BE zum Hinzufügen heraus.

Beispiel der Errechnung einer Tagesdiät

	E g	F g	KH g	Kcal
1. Frühstück:				
3 BE				
1/8 l Möhrensaft	2	–	12	60
1 Brötchen (42 g)	3	–	24	120
5 g Butter	–	4	–	38
1 Ei (60 g)	7	6	–	88
1 Teelöffel Diabetikermarmelade	–	–	–	20
	12	10	36	326
2. Frühstück:				
2 BE				
1 Becher Joghurt	9	7	9	126
1 dünne Scheibe Vollkornbrot (30 g)	2	–	15	72
5 g Butter	–	4	–	38
	11	11	24	236

18

Mittagessen:
4 BE

Cevapčiči (s. Rezept)	26	16	3	276
1/2 Kopf Blumenkohl	5	–	5	43
160 g Kartoffeln	2	–	24	110
150 g Erdbeeren	–	–	12	57
1/2 Tasse Magermilch	3	–	4	30
	36	16	48	516

Nachmittagstee:
2 BE

1 Brötchen (42 g)	3	1	24	120
2 Teelöffel Diabetikergelee	–	–	–	40
	3	1	24	160

Zwischenmahlzeit:
1 BE

1 kleiner Apfel (100 g)	–	–	12	48

Abendessen:
3 BE

Entfettete Fleischbrühe	5	1	–	30
Rührei mit Champignons	15	20	–	264
Kopfsalat	1	–	3	30
2 Scheiben Vollkornbrot (je 35 g)	5	–	33	167
	26	21	36	491

Spätimbiß:
1 BE

1 Apfelsine oder Erdbeergelee	1	–	12	63

Zusammenstellung:

1. Frühstück	12	10	36	326
2. Frühstück	11	11	24	236
Mittagessen	36	16	48	516
Nachmittagstee	3	1	24	160
Zwischenmahlzeit	–	–	12	48
Abendessen	26	21	36	491
Spätimbiß	1	–	12	63
	89	59	192	1840

Tagesverbrauch:
1840 Kalorien, 89 g Eiweiß, 59 g Fett,
192 g Kohlenhydrate = 16 BE

Die Zubereitung der Diabetesdiät

Wer kochen kann, braucht die Zubereitung einer Diabetesdiät nicht zu fürchten. Sie ist eine leicht eingeschränkte Hausmannskost. Die Mehrarbeit gegenüber der Normalkost liegt vor allem in der Zusammenstellung und dem Berechnen des Nährwertes der Speisen, weniger in der Zubereitung. Zeitraubend ist im Anfang das Abwiegen der einzelnen Zutaten. Das ist jedoch unerläßlich, bis durch Erfahrung die Mengen abgeschätzt werden können. Dann helfen Teller, Tassen, Teelöffel und Eßlöffel als Maße.

Vor allem heißt es, fettarm zu kochen. Das kann übrigens zum Wohle der ganzen Familie sein. Sichtbare Fettränder an Fleisch und Aufschnitt werden unerbittlich fortgeschnitten. Zum Kochen und Braten eignet sich Öl am besten. Die kleinen erlaubten Mengen werden beim Braten nicht dunkel, und außerdem ist Öl besonders gesund. Zum Grillen braucht man weniger Fett als zum Braten. In einer kunststoffbeschichteten Pfanne kann man mit wenig oder sogar ganz ohne Fett braten. Auch das Garen von Fisch, Fleisch und Gemüse in einer Aluminiumfolie oder im Römertopf erfordert nur geringe Fettmengen. Das Aroma der Speisen bleibt bei diesen Zubereitungsarten ungewöhnlich gut erhalten.

Von klaren Suppen und Saucen läßt sich nach dem Erkalten das Fett leicht abschöpfen. Auf eine Mehlbindung sollte man verzichten. Eine Tasse fettfreie Brühe ohne Einlage ist sehr erfrischend, enthält kaum Kalorien und vermag ein plötzliches Hungergefühl zu stillen.

Gemüse kann ganz ohne Fett zubereitet werden. Das ist z. B. die »feine englische Art«. Ich finde, daß der Wohlgeschmack darunter leidet. Gekochtes Gemüse wie Spargel, Blumenkohl,

Schwarzwurzeln oder Erbsen sollten nach dem Kochen eine kleine Butterzugabe bekommen. Gröbere Gemüse wie Kohl, Karotten oder Bohnen werden mit wenig Öl im eigenen Saft zu einer wohlschmeckenden Mahlzeit gedünstet. So habe ich es bei den Rezepten gehalten. Salatmarinaden kann man mit Essig oder Zitrone, etwas Milch oder Joghurt, Senf und Kräutern zubereiten und auf die Ölzugabe verzichten. Kartoffeln werden als Pellkartoffeln, Schalenkartoffeln (im Ofen gebacken) oder als Salzkartoffeln auf den Tisch gebracht. Bratkartoffeln oder Pommes frites können sich nur die Diabetiker leisten, die mehr als 2000 Kalorien am Tag verbrauchen dürfen.

Zum Süßen gibt es Diabetiker-Zucker und Süßstoff. Ich würde Ihnen raten, bei einer kalorienbeschränkten Diät den Diabetiker-Zucker zum Backen und für das Herstellen von Marmeladen zu verwenden, den kalorienfreien Süßstoff dagegen zum Süßen von Getränken und für die Zubereitung von Süßspeisen. Es ist praktisch, den Süßstoff in Würfeln, als Pulver und in flüssiger Form zum Kochen bereitstehen zu haben.

Diätessen in der Familie und die Kosten der Diät

Die Diät für den Diabetiker ist in vieler Hinsicht eine reduzierte Normalkost. Die Hausfrau, die für einen Zuckerkranken zu kochen hat, kann einen großen Teil der diätetischen Mahlzeiten zusammen mit dem normalen Familienessen zubereiten. Die Devise: »eiweißreich und fettarm« muß dabei allerdings immer berücksichtigt werden. Es ist ganz einfach, dem Essen, wenn die Portion für die Diät entnommen ist, durch die Hinzugabe von Fett, Sahne oder einer Mehlschwitze einen stärkeren Kaloriengehalt zu geben. Die kohlenhydratreichen Nahrungsmittel wie die Kartoffeln oder Brot werden für den Diabetiker ja in jedem Fall genau ausgewogen.

Schwierig ist es, vor allem am Anfang, wenn ein Kind an Diabetes erkrankt und plötzlich den Teller anders gefüllt bekommt als die Geschwister. Hier muß die ganze Familie Rücksicht auf den kleinen Patienten nehmen. Wenn man nicht mit Hilfe von Diabetiker-Zucker oder Süßstoff eine Süßspeise für den jungen Diabetiker zubereiten kann, sollte die ganze Familie bei Tisch auf die Nachspeise verzichten oder mit dem Kind frisches Obst essen. Auf das Dessert zu verzichten, fällt allen Kindern am schwersten. Sie finden in diesem Buch eine ganze Auswahl an kalorien- und kohlenhydratarmen Nachtischen. Sie lassen sich fast immer in den nicht so stark kalorieneingeschränkten Speiseplan des zuckerkranken Kindes einbauen. Deshalb kann auch in den meisten Fällen ein Stückchen Diabetikerkuchen mit einkalkuliert werden, wenn es zu Hause für alle Kaffee und Kuchen gibt. Umgekehrt muß man auch den gesunden Geschwistern erklären, warum das an Diabetes erkrankte Geschwisterchen häufiger Extraportionen von teuren Früchten oder zarten Gemüsen bekommt, die für die ganze Familie zu teuer wären. Geduldige Erklärungen von seiten der Eltern sind hier unerläßlich.

Die Tatsache, daß das Essen für einen Diabetiker teurer ist als die Normalkost, steht leider fest. Mageres Fleisch und magerer Aufschnitt, die der Diabetiker essen soll, sind teurer als fette Fleischwaren. Junge zarte Gemüse mit geringem Stärkegehalt, die z. T. die Kartoffeln ersetzen müssen, kosten mehr als die robusteren Gemüse der jeweiligen Jahreszeit, die natürlich auch reichlich Verwendung finden. Vor allem aber liegen alle speziell für den Diabetiker hergestellten Nahrungsmittel wie Konfitüren, Kompotte, Gebäcke, Säfte und Süßwaren sowie der Diabetiker-Zucker preislich erheblich über den Nahrungsmitteln der Normalkost. Die Hausfrau muß daher ihre Auswahl sorgfältig treffen. Einige der Diabetiker-Nahrungsmittel sind unerläßlich, um die Mahlzeiten abwechslungsreicher zu gestalten. Ich denke da vor allem an die ausgezeichneten Diabetikerkonfitüren und den Diabetiker-Zucker. Andere dagegen kann sich eine denkende Hausfrau leicht aus normalen Nahrungsmitteln selbst herstellen, wenn sie sich dabei der Kalorientabelle bedient.

Essen unterwegs

Wenn ein Diabetiker auf Reisen geht, muß er besonders wachsam sein. Der vorgeschriebene Diätplan darf unterwegs nie außer acht gelassen werden. Für einen längeren Urlaub sind Hotels oder Kurheime, die eine Diabetesdiät anbieten, eine

Garantie dafür, daß keine schweren Diätfehler begangen werden. Auch die vielen Ferienwohnungen sind, vor allem für Familien mit einem diabeteskranken Kind, eine gute Lösung, weil man zumindest Frühstück, Zwischenmahlzeiten und Abendessen selbst zubereiten kann.

Im Restaurant ißt man am besten nach der Karte, nicht nach einem feststehenden Menü, das keine Auswahl läßt. Ein Stückchen Melone, eine Tasse fettfreie Consommé, frische Schalentiere ohne Mayonnaise, magerer Fisch in Gelee sind als erster Gang geeignet. Fisch, Fleisch und Geflügel werden, weil am fettärmsten, gegrillt gegessen, ohne das darauf zerfließende Stückchen Kräuterbutter, das in den Restaurants obligatorisch ist. Die Größe der ihm zustehenden Kartoffelportion kennt der Diabetiker selbst. Salat sollte man in Restaurants nur dann essen, wenn man ihn selbst anmachen kann – in südlichen Ländern ist das ein selbstverständlicher Wunsch. Schwierig ist es mit Gemüse, das meistens überreichlich in Fett gebadet ist. Es kommen eigentlich nur gekochte Gemüse in Frage, zu denen die Sauce extra gereicht wird (und auf die man verzichten muß). Zum Nachtisch kann man 1–2 Broteinheiten (BE) in frischen Früchten anlegen. Den Süßstoff zum Süßen von Kaffee haben Diabetiker sowieso meistens in der Tasche.

In Amerika gibt es in vielen Restaurants fertige Diabetikermenüs, bei uns ist das leider noch sehr selten der Fall. Hier müßte wirklich Abhilfe geschaffen werden durch Aufklärung darüber, daß jeder 30. Mensch in Deutschland Diabetiker und damit ein potentieller Kunde ist.

Wer mittags auf Kantinenessen angewiesen ist, verzichtet lieber darauf und nimmt in einem Thermosgefäß einen diätgerechten Eintopf mit oder eine kalte Mahlzeit. Die Einnahme des warmen Essens wird dann auf den Abend verlegt. Man kann bei den fertigen Mahlzeiten einfach nicht feststellen, wieviel Fett und Kohlenhydrate in den einzelnen Mahlzeiten enthalten sind – auf jeden Fall zu viel für einen Diabetiker.

Vier-Wochenplan einer Standarddiät von 1800-1900 Kalorien (Kcal) pro Tag

Jeder Tagesvorschlag enthält:
16 BE = 192 Kohlenhydrate (KH)
ca. 90 g Eiweiß (E)
ca. 60 g Fett (F)

Die klinisch ermittelte Dauerdiät für den Diabetiker ist genau auf die Lebensbedingungen des betroffenen Patienten eingestellt und kann individuell sehr verschieden sein. Daher handelt es sich bei der hier vorgeschlagenen Standard-Diät um eine für viele Fälle passende Durchschnittsdiät, die nicht in jedem Fall verbindlich sein kann. Sie enthält 1800 bis 1900 Kalorien am Tag, die sich aus 16 BE = 192 g Kohlenhydraten, ca. 90 g Eiweiß und ca. 60 g Fett zusammensetzen. Durch Abzug oder Zulage von BE, Fett oder Eiweiß kann man sie dem eigenen Diätschema angleichen. Dazu sind die verschiedenen Tabellen in diesem Buch da.
Die Austauschtabelle für Kohlenhydrate zeigt Ihnen, welche Portionen Sie sich für eine BE leisten können. Die Fett-Berechnungstabelle auf Seite 130 gibt an, in welchen Nahrungsmittelmengen 10 g Reinfett enthalten sind. Die »Kleine Nährwerttabelle für den Hausgebrauch« auf Seite 132 ist für die Ermittlung aller Nährwerte der Nahrungsmittel wichtig.
Besonders zu Beginn der Diät sollten Sie sich eine Weile an den vorgeschriebenen Speisezettel halten, damit Sie ein Gefühl dafür bekommen, welche Mengen Sie jeden Tag essen dürfen. Dabei können Sie die Vorschläge der Tagespläne, die Ihnen besonders gut gefallen, beliebig oft wiederholen. Einzelne

Mahlzeiten lassen sich nicht austauschen. Sonst stimmt die Tagesbilanz nicht mehr.

Die mit einem * versehenen Gerichte finden Sie alle im Rezeptteil wieder; bitte schlagen Sie im Register am Schluß des Buches nach. Die Mengenangaben dieser Rezepte müssen beim Nachkochen genau eingehalten werden. Sie sind mit ihrem Gehalt an BE, Fett und Eiweiß genau auf die vorgeschlagene Standarddiät von 1800–1900 Kalorien abgestimmt.

Frühling   pro Tag: 1800–1900 Kalorien 16 BE

MONTAG

1. Frühstück:
(8 Uhr)
3 BE
¹/₈ l Möhrensaft
1 Brötchen (42 g)
5 g Butter
1 gekochtes Ei (60 g)
Kaffee oder Tee nach Wahl,
etwas Milch
Süßstoff zum Süßen

2. Frühstück:
(10 Uhr)
2 BE
1 Becher Joghurt (175 g)
1 dünne Scheibe Vollkornbrot (30 g)
5 g Butter

Mittagessen:
(12–13 Uhr)
4 BE
Serbische Ćevapčići*
(Hackfleischwürstchen)
¹/₂ Blumenkohl
2 neue Kartoffeln (je 80 g)
150 g Erdbeeren oder
¹/₂ Banane

Nachmittagstee:
(15 Uhr)
2 BE
1 Brötchen (42 g)
2 Teelöffel Diabetikergelee
Kaffee oder Tee nach Wahl,
etwas Milch
Süßstoff zum Süßen

Zwischenmahlzeit:
(17 Uhr)
1 BE
1 Apfel (100 g)

Abendessen:
(19 Uhr)
3 BE
1 Tasse entfettete klare

*Brühe, Kopfsalat**
*Rührei mit Champignons**
2 Scheiben Vollkornbrot
(je 35 g)

Spätimbiß:
1 BE
1 Apfelsine (170 g)
*oder Erdbeergelee**

DIENSTAG

1. Frühstück:
(8 Uhr)
3 BE
Saft von 1 Apfelsine
2 dünne Scheiben Brot
(je 25 g)
(Vollkorn-, Misch-,
Grahambrot)
5 g Butter
20 g Kalbsleberwurst
1 Teelöffel Diabetiker-
marmelade
Kaffee oder Tee nach Wahl,
etwas Milch
Süßstoff zum Süßen

2. Frühstück:
(10 Uhr)
2 BE
1/4 l Magermilch
2 Scheiben Knäckebrot
5 g Butter

Mittagessen:
(12–13 Uhr)
4 BE
*Geschnetzelte Leber**

*Bratkartoffeln**
*Gurkensalat**

Nachmittagstee:
(15 Uhr)
1 1/2 BE
*1 Scheibe Biskuitkuchen**
Kaffee oder Tee nach Wahl,
etwas Milch
Süßstoff zum Süßen

Zwischenmahlzeit:
(17 Uhr)
1 BE
1/2 Banane (90 g)

Abendessen:
(19 Uhr)
3 1/2 BE
150 g Magerquark mit
Schnittlauch
Radieschen, 2 Tomaten
50 g Corned beef
10 g Butter
1 Scheibe Vollkornbrot
(40 g)
2 Scheiben Knäckebrot
*Rhabarberkompott**

Spätimbiß:
1 BE

1 Apfelsine (170 g)
oder 1 kleiner Apfel (100 g)

MITTWOCH

1. Frühstück:
(8 Uhr)
3 BE
1 Tasse Cornflakes (25 g)
mit 1/4 l Magermilch
übergossen

1 Stück Apfelkuchen*
Kaffee oder Tee nach Wahl
etwas Milch
Süßstoff zum Süßen

Zwischenmahlzeit:
(17 Uhr)
1 BE

2. Frühstück:
(10 Uhr)
2 BE
1 Apfelsine (170 g)
2 Scheiben Knäckebrot
1 Eßlöffel Magerquark

1 Becher Joghurt (175 g)
mit 50 g Erdbeeren oder
1 Eßlöffel Diabetiker-
Fruchtsirup

Mittagessen:
(12–13 Uhr)
4 BE
Hackbeefsteak alla
pizzaiola,* Kopfsalat*
junges Spinatgemüse*
3 neue Kartoffeln (je 80 g)

Abendessen:
(19 Uhr)
4 BE
Omelette mit Spargel
und Schinken*
Kressesalat*
2 Brötchen (je 42 g)

Nachmittagstee:
(15 Uhr)
1 BE

Spätimbiß:
1 BE
150 g Erdbeeren oder
1 kleiner Apfel (100 g)

DONNERSTAG

1. Frühstück:
(8 Uhr)
3 BE
1/2 Grapefruit
1 Brötchen (42 g)
1 Scheibe gekochter

Schinken (40 g)
5 g Butter, Radieschen
Kaffee oder Tee nach Wahl
etwas Milch
Süßstoff zum Süßen

2. Frühstück:
(10 Uhr)
2 BE
1 Becher Joghurt (175 g)
1 Scheibe Toast
1 Teelöffel Diabetiker-
marmelade

Mittagessen:
(12–13 Uhr)
4 BE
Kabeljauschnitte mit
*Kräuterbutter**
3 Pellkartoffeln (je 80 g)
*Kopfsalat**
*gegrillte Tomaten**
100 g Erdbeeren oder
*Rhabarberkompott**

Nachmittagstee:
(15 Uhr)
1¹/₂ BE
1 Scheibe Weißbrot (30 g)
2 Teelöffel Diabetiker-
marmelade

Kaffee oder Tee nach Wahl,
etwas Milch
Süßstoff zum Süßen

Zwischenmahlzeit:
(17 Uhr)
1 BE
1 Apfelsine (170 g)

Abendessen:
(19 Uhr)
3¹/₂ BE
50 g Lachsschinken
*100 g Schnittlauchquark**
5 g Butter
geriebener Rettich
2 Tomaten
2 Scheiben Mischbrot
(je 40 g)
1 Glas Diätbier

Spätimbiß:
1 BE
¹/₁₀ l schwarzer Johannis-
beersaft

FREITAG

1. Frühstück:
(8 Uhr)
3 BE
1 Glas (¹/₁₀ l) Möhrensaft
(150 g Möhren)
1 Scheibe Mischbrot (50 g)
*Rührei mit Schnittlauch**
1 Teelöffel Diabetiker-
*marmelade**
Kaffee oder Tee nach Wahl,

etwas Milch
Süßstoff zum Süßen

2. Frühstück:
(10 Uhr)
2 BE
1 Brötchen (42 g)
1 Eckchen Camembert
(30 g)

28

Mittagessen:
(12–13 Uhr)
4 BE
1 Tasse entfettete
Fleischbrühe
*Rindfleisch mit Meerrettich**
*Porree im eigenen Saft**
3 Pellkartoffeln (je 80 g)
*Kopfsalat**

Nachmittagstee:
(15 Uhr)
1 BE
2 Zwiebäcke (ei- und
zuckerfrei)
1 Teelöffel Diabetiker-
marmelade
Kaffee oder Tee nach Wahl,
etwas Milch
Süßstoff zum Süßen

Zwischenmahlzeit:
(17 Uhr)
1¹/₂ BE
1 Apfel (150 g)

Abendessen:
(19 Uhr)
3¹/₂ BE
*Beefsteak Tatar**
5 g Butter
2 Scheiben Vollkornbrot
(je 40 g)
8 Radieschen
1 Tomate
Tee mit Süßstoff

Spätimbiß:
1 BE
¹/₄ l Magermilch oder
Buttermilch

SAMSTAG

1. Frühstück:
(8 Uhr)
3 BE
*Bircher-Benner-Müesli**
1 Scheibe Knäckebrot
25 g Corned beef
Kaffee oder Tee nach Wahl,
etwas Milch
Süßstoff zum Süßen

2. Frühstück:
(10 Uhr)
2 BE
1 Scheibe Vollkornbrot
(40 g)

5 g Butter
2 Tomaten
8 Radieschen

Mittagessen:
(12–13 Uhr)
4 BE
Frühlingssuppe mit
*Kalbsbrust**
*Erdbeergelee**

Nachmittagstee:
(15 Uhr)
1 BE
1 Scheibe Toast
1 Teelöffel Diabetikergelee

Kaffee oder Tee nach Wahl,
etwas Milch
Süßstoff zum Süßen

Zwischenmahlzeit:
(17 Uhr)
1 BE
150 g Erdbeeren oder
1 kleiner Apfel (100 g)

Abendessen:
(19 Uhr)
4 BE
*100 g Frühlingsquark**
1 Dose Ölsardinen (ohne
Öl verwenden)
1 geriebener Rettich
90 g Vollkornbrot
Spätimbiß:
1 BE
1 kleiner Apfel (100 g)

SONNTAG

1. Frühstück:
(8–9 Uhr)
3 BE
1/2 Grapefruit
2 Scheiben Toast (je 25 g)
Spiegelei – englische Art
8 Radieschen
Kaffee oder Tee nach Wahl,
etwas Milch
Süßstoff zum Süßen

2. Frühstück:
(10–11 Uhr)
2 BE
*Erdbeermilch*oder*
*Apfelsinenmilch**
2 Knäckebrote
1 Eßlöffel Magerquark

Mittagessen:
(12–13 Uhr)
4 BE
*Gegrilltes Kalbskotelett**
*Spargel m. Butter**

4 mittelgroße neue
Pellkartoffeln (je 80 g)
Rhabarberkompott

Nachmittagstee:
(15 Uhr)
1 BE
*1 Stück Apfelkuchen**
Kaffee oder Tee nach Wahl,
etwas Milch
Süßstoff zum Süßen

Zwischenmahlzeit:
(17 Uhr)
1 BE
150 g Erdbeeren oder
1/2 Birne (90 g)

Abendessen:
(19 Uhr)
4 BE
*Geflügelsalat**
2 Scheiben Toast (je 25 g)
*Stachelbeerschaum**

Spätimbiß:
1 BE
1 Tasse Kakao (mit

Magermilch und Süßstoff)
1 Zwieback (ei- und
zuckerfrei)

Sommer pro Tag: 1800–1900 Kalorien 16 BE

MONTAG

1. Frühstück:
(8 Uhr)
3 BE
125 g Melone (mit Schale)
2 dünne Scheiben
Schrotbrot (je 30 g)
1 gekochtes Ei (60 g)
5 g Butter
1 Teelöffel Diabetikergelee
Kaffee oder Tee nach Wahl
etwas Milch
Süßstoff zum Süßen

2. Frühstück:
(10 Uhr)
2 BE
1/4 l Magermilch
2 Scheiben Knäckebrot
5 g Butter

Mittagessen:
(12–13 Uhr)
3 1/2 BE
*Gegrillte Leber**
*Grüne Bohnen mit Tomaten**
2 Pellkartoffeln (je 80 g)

Nachmittagstee:
(15 Uhr)
1 BE

2 Zwiebäcke (ei- und
zuckerfrei)
1 Teelöffel Diabetiker-
marmelade
Kaffee oder Tee nach Wahl
etwas Milch
Süßstoff zum Süßen

Zwischenmahlzeit:
(17 Uhr)
1 1/2 BE
140 g Kirschen oder
*Pfirsichsalat**

Abendessen:
(19 Uhr)
4 BE
Kopfsalat mit Joghurt
150 g Bückling
50 g Magerquark
5 g Butter
1 Brötchen (42 g)
1 Scheibe Mischbrot (40 g)

Spätimbiß:
1 BE
150 g Himbeeren oder
Johannisbeeren

DIENSTAG

1. Frühstück:
(8 Uhr)
3 BE
2 frische Aprikosen
2 dünne Scheiben
Vollkornbrot (je 30 g)
100 g Frühlingsquark*
5 g Butter
1 Teelöffel Diabetiker-
marmelade
Kaffee oder Tee nach Wahl
etwas Milch
Süßstoff zum Süßen

2. Frühstück:
(10 Uhr)
2 BE
90 g Kirschen oder
Blaubeeren
2 Scheiben Knäckebrot
5 g Butter

Mittagessen:
(12–13 Uhr)
4 BE
Gegrillte oder gebratene
Scholle*
Kartoffelsalat*

Gurkensalat*
Tomatensalat*

Nachmittagstee:
(15 Uhr)
1 BE
1 Stück Schokoladen-
kuchen*
Kaffee oder Tee nach Wahl
etwas Milch, Süßstoff

Zwischenmahlzeit:
(17 Uhr)
1 BE
1 Becher (175 g) Joghurt
1 Cräcker

Abendessen:
(19 Uhr)
4 BE
50 g gekochter Schinken
50 g Schmelzkäse (halbfett)
1 Scheibe Landbrot (60 g)
1 Scheibe Toast (25 g)
Kopfsalat

Spätimbiß:
1 BE
1 kleiner Apfel (100 g)

MITTWOCH

1. Frühstück:
(8 Uhr)
3 BE

1 Glas (¹/₁₀ l) Möhrensaft
(150 g Möhren)
1 Brötchen (42 g)

Abb. rechts: Frühlingssuppe
(Vergl. Rezept S. 63)

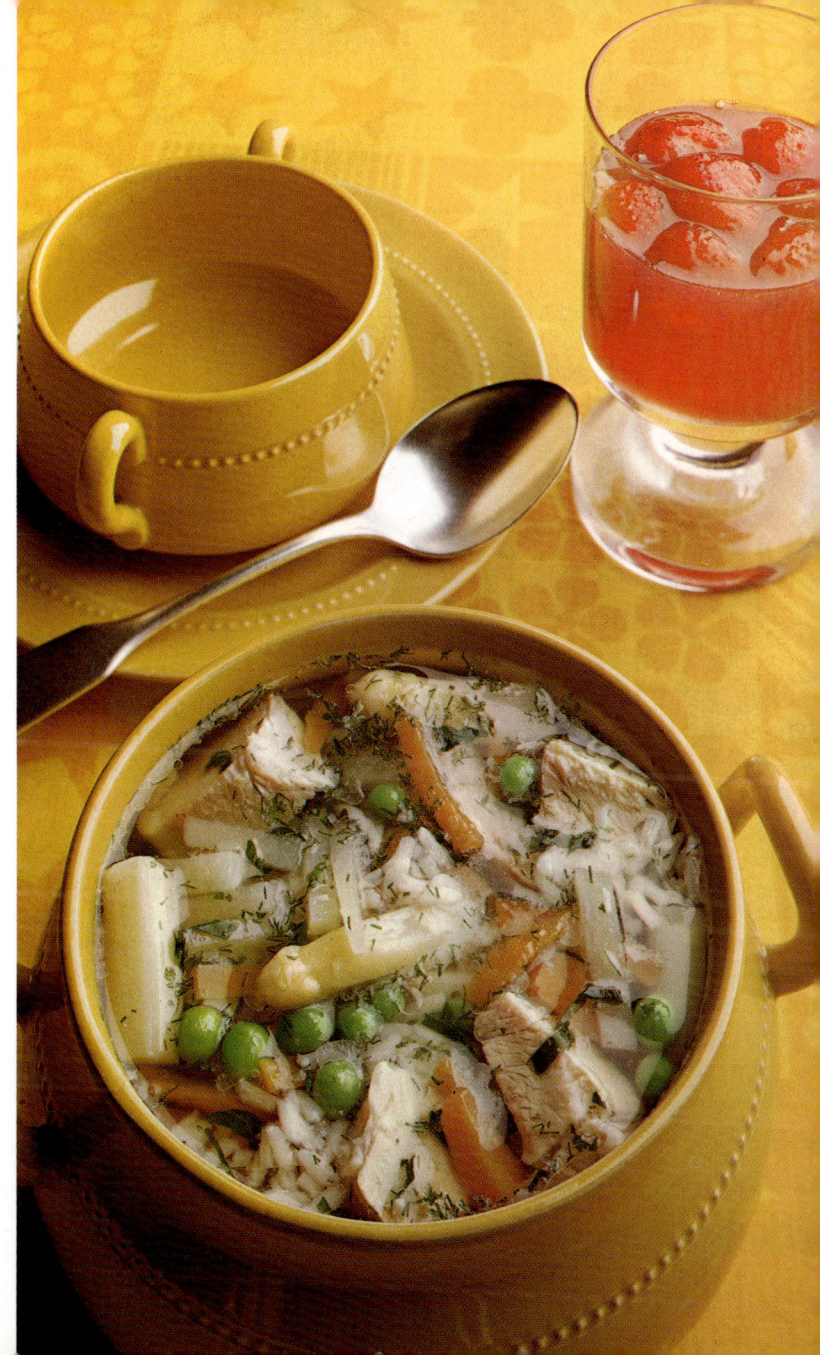

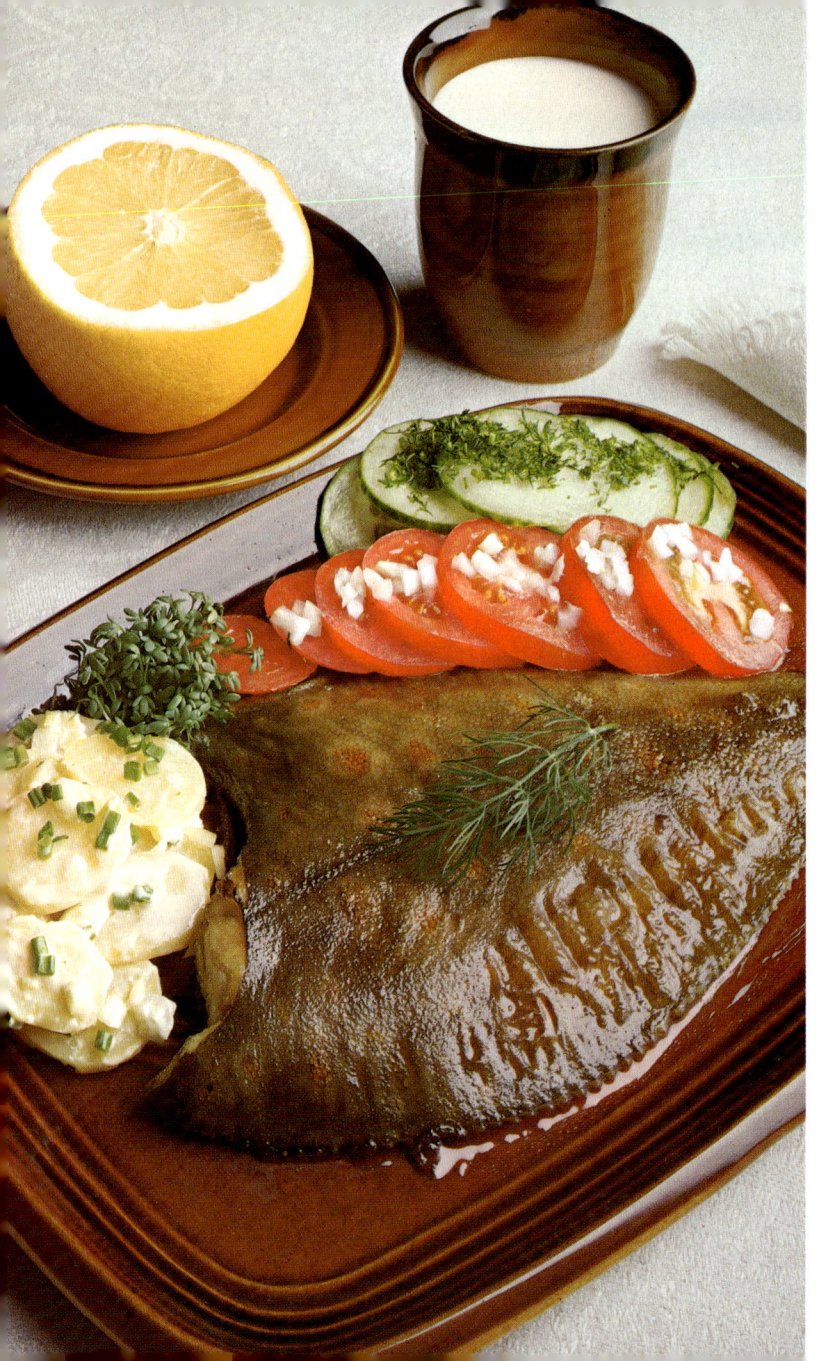

50 g halbfetter Schweizer
Hartkäse
5 g Butter
2 Tomaten
1 Teelöffel Diabetiker-
marmelade
Kaffee oder Tee nach Wahl
etwas Milch
Süßstoff zum Süßen

2. Frühstück:
(10 Uhr)
2 BE
150 g Erdbeeren,
Himbeeren oder
Johannisbeeren
2 Scheiben Knäckebrot
1 Eßlöffel Magerquark

Mittagessen:
(12–13 Uhr)
4 BE
Kalbshaxe – italienische
Art,*Kohlrabi*
Safranreis

Nachmittagstee:
(15 Uhr)
1¹/₂ BE
2 Scheiben Knäckebrot
20 g Kalbsleberwurst
Kaffee oder Tee nach Wahl
etwas Milch
Süßstoff zum Süßen

Zwischenmahlzeit:
(17 Uhr)
1 BE
Früchtejoghurt*

Abendessen:
(19 Uhr)
3 BE
150 g geräucherter Seelachs
10 g Butter
Gurken-Tomatensalat
1 kleines Brötchen (35 g)
2 Scheiben Knäckebrot

Spätimbiß:
1¹/₂ BE
1 kleine Banane (150 g)

DONNERSTAG

1. Frühstück:
(8 Uhr)
3 BE
1 Glas Tomatensaft
1 Brötchen (42 g)

1 Knäckebrot
1 gekochtes Ei (60 g)
5 g Butter
8 Radieschen

Abb. links: Gegrillte Scholle
(Vergl. Rezept S. 70)

1 Teelöffel Diabetiker-
marmelade
Kaffee oder Tee nach Wahl
etwas Milch
Süßstoff zum Süßen

2. Frühstück:
(10 Uhr)
2 BE
Andalusische
Gurkenkaltschale*
oder ¼ l Buttermilch
1 Scheibe Toast
5 g Butter

Mittagessen:
(12–13 Uhr)
4 BE
Bologneser Spaghetti*
Weingelee*

Nachmittagstee:
(15 Uhr)
1 BE

4 Cräcker
30 g Magerquark
Kaffee oder Tee nach Wahl
etwas Milch
Süßstoff zum Süßen

Zwischenmahlzeit:
(17 Uhr)
1 BE
250 g Melone (mit Schale)

Abendessen:
(19 Uhr)
4 BE
Hähnchen – toskanische Art*
Paprikasalat*
3 Scheiben Weißbrot
(je 25 g)

Spätimbiß:
1 BE
⅛ l Joghurt
1 Knäckebrot

FREITAG

1. Frühstück:
(8 Uhr)
3 BE
100 g Beerenobst
1 Scheibe Vollkornbrot
oder Mischbrot (40 g)
1 Scheibe Knäckebrot
50 g gekochter Schinken
5 g Butter
1 Tomate
1 Teelöffel Diabetikergelee

Kaffee oder Tee nach Wahl
etwas Milch
Süßstoff zum Süßen

2. Frühstück:
(10 Uhr)
2 BE
¼ l Mager- oder
Buttermilch
½ Brötchen
5 g Butter

34

Mittagessen:
(12–13 Uhr)
4 BE
Chef's Salat*
1 Scheibe Weißbrot (25 g)
Erdbeereis*

Nachmittagstee:
(15 Uhr)
1¹/₂ BE
3 Scheiben Knäckebrot
2 Teelöffel Diabetiker-
marmelade
Kaffee oder Tee nach Wahl
etwas Milch
Süßstoff zum Süßen

Zwischenmahlzeit:
(17 Uhr)
1¹/₂ BE
1 Pfirsich (180 g)

Abendessen:
(19 Uhr)
3 BE
Gefüllte Gurke*
2 mittelgroße Kartoffeln
(je 80 g)

Spätimbiß:
1 BE
¹/₈ l Joghurt
2 Cräcker

SAMSTAG

1. Frühstück:
(8 Uhr)
3 BE
Saft von
150 g Johannisbeeren
1 Brötchen (42 g)
Rührei mit Tomaten*
Kaffee oder Tee nach Wahl
etwas Milch
Süßstoff zum Süßen

2. Frühstück:
(10 Uhr)
2 BE
100 g Aprikosen
1 Scheibe Toast
5 g Butter

Mittagessen:
(12–13 Uhr)

3¹/₂ BE
Deutsches Beefsteak*
Auberginen spanische Art*
2 Pellkartoffeln (je 80 g)

Nachmittagstee:
(15 Uhr)
1 BE
1 Scheibe Toast (25 g)
1 Teelöffel Diabetikergelee
Kaffee oder Tee nach Wahl
etwas Milch
Süßstoff zum Süßen

Zwischenmahlzeit:
(17 Uhr)
2 BE
Rote Grütze*
mit 4 Eßlöffel Milch

Abendessen:
(19 Uhr)
3½ BE
*Hühnersuppe mit Spargel**
60 g magerer Aufschnitt
1 Eßlöffel Magerquark
5 g Butter

3 Tomaten
2 Scheiben Vollkornbrot
(40 g)

Spätimbiß:
1 BE
¼ l Magermilch

SONNTAG

1. Frühstück:
(8–9 Uhr)
3 BE
200 g Melone (mit Schale)
2 Scheiben Toast (je 25 g)
1 weichgekochtes Ei im
Glas (60 g)
5 g Butter
6 Radieschen
1 Teelöffel Diabetiker-
marmelade
Kaffee oder Tee nach Wahl
etwas Milch
Süßstoff zum Süßen

2. Frühstück:
(10–11 Uhr)
2 BE
100 g Blaubeeren
2 Scheiben Knäckebrot
1 Eßlöffel Magerquark

Mittagessen:
(12–13 Uhr)
4¼ BE
Kalbsschnitzel
*»Côte d'Azur«**
*Bunter Kopfsalat**

*Kartoffelschnee**
*Pfirsichsalat**

Nachmittagstee:
(15 Uhr)
1 BE
*1 Stück Apfelkuchen**
Kaffee oder Tee nach Wahl
etwas Milch
Süßstoff zum Süßen

Zwischenmahlzeit:
(17 Uhr)
1 BE
¼ l Butter- oder
Magermilch

Abendessen:
(19 Uhr)
3¾ BE)
50 g Kalbssülze
1 Teelöffel Remouladen-
sauce
25 g Schmelzkäse (halbfett)
2 Scheiben Vollkornbrot
(je 40 g)

Spätimbiß:
1 BE
1 kleiner Apfel (100 g)

36

Herbst pro Tag: 1800–1900 Kalorien 16 BE

MONTAG

1. Frühstück:
(8 Uhr)
3 BE
1/2 Grapefruit
1 Brötchen (42 g)
50 g Mortadella
1 geriebener Rettich
1 Teelöffel Diabetiker-
marmelade
Kaffee oder Tee nach Wahl
etwas Milch
Süßstoff zum Süßen

2. Frühstück:
(10 Uhr)
2 BE
1 Bratapfel*
2 Zwiebäcke (ei- und
zuckerfrei)

Mittagessen:
(12–13 Uhr)
4 BE
Bohnentopf*

Nachmittagstee:
(15 Uhr)

1 BE
2 Scheiben Knäckebrot
30 g Magerquark
Kaffee oder Tee nach Wahl
etwas Milch
Süßstoff zum Süßen

Zwischenmahlzeit:
(17 Uhr)
1 BE
100 g Pflaumen

Abendessen:
(19 Uhr)
4 BE
100 g Thunfisch (ohne Öl)
30 g Kalbsleberwurst
1 Gewürzgurke
2 Tomaten
2 Scheiben Vollkorn- oder
Mischbrot (je 40 g)
1 Glas Diabetikerbier

Spätimbiß:
1 BE
1/2 Birne (90 g)

DIENSTAG

1. Frühstück:
(8 Uhr)
3 1/2 BE
1/2 Glas (1/16 l) Möhrensaft
(100 g Möhren)
1 Scheibe Vollkornbrot
(40 g)

1 Scheibe Toast (25 g)
1 weichgekochtes Ei
5 g Butter
1 Teelöffel Diabetikergelee
Kaffee oder Tee nach Wahl
etwas Milch
Süßstoff zum Süßen

2. Frühstück:
(10 Uhr)
1¹/₂ BE
*Melonensalat**

Mittagessen:
(12–13 Uhr)
4 BE
Muschelsuppe –
*Matrosenart**
1 Brötchen (42 g)
*Geleeapfel**

Nachmittagstee:
(15 Uhr)
1 BE
4 Cräcker
1 Eckchen Camembert (30 g)
Kaffee oder Tee nach Wahl
etwas Milch
Süßstoff zum Süßen

Zwischenmahlzeit:
(17 Uhr)
1 BE
¹/₄ l Magermilch

Abendessen:
(19 Uhr)
4 BE
*Tomatensuppe**
100 g Corned beef
5 g Butter
*Bohnensalat**
1 Scheibe Vollkornbrot
(40 g)
2 Scheiben Knäckebrot

Spätimbiß:
1 BE
1 Apfelsine (170 g)

MITTWOCH

1. Frühstück:
(8 Uhr)
3 BE
¹/₂ Grapefruit
1 Brötchen (42 g)
1 weichgekochtes Ei
5 g Butter
8 Radieschen
1 Teelöffel Diabetiker-
marmelade
Kaffee oder Tee nach Wahl
etwas Milch
Süßstoff zum Süßen

2. Frühstück:
(10 Uhr)
2 BE
1 Tasse entfettete
Fleischbrühe mit 15 g Reis
(2 Teelöffel roher Reis)
3 Scheiben Knäckebrot
2 Eßlöffel Quark

Mittagessen:
(12–13 Uhr)
4 BE
*Pariser Schnitzel**

Mohrrübengemüse* 1 BE
3 Pellkartoffeln (je 80 g) ¹/₄ l Magermilch
Kopfsalat*

Nachmittagstee: Abendessen:
(15 Uhr) (19 Uhr)
1 BE 4 BE
2 Zwiebäcke (ei- und 150 g Tomatenquark*
zuckerfrei) (1¹/₂faches Rezept)
1 Teelöffel Diabetiker- 50 g Leberkäse
marmelade 2 Vollkornbrötchen (je 35 g)
Kaffee oder Tee nach Wahl 1 Knäckebrot
etwas Milch
Süßstoff zum Süßen
Spätimbiß:
Zwischenmahlzeit: 1 BE
(17 Uhr) 2 Mandarinen (170 g)

DONNERSTAG

1. Frühstück: Fischkotelett –
(8 Uhr) Marseiller Art*
3 BE Gurkengemüse*
Bircher-Benner-Müesli* 40 g Reis (ungekocht
Kaffee oder Tee nach Wahl gewogen)
etwas Milch
Süßstoff zum Süßen Nachmittagstee:
(15 Uhr)
1 BE
2. Frühstück: 2 Scheiben Knäckebrot
(10 Uhr) 25 g Schmelzkäse
2 BE Kaffee oder Tee nach Wahl
1 Pfirsich (120 g) etwas Milch
2 Scheiben Knäckebrot Süßstoff zum Süßen
50 g Magerquark

Zwischenmahlzeit:
Mittagessen: (17 Uhr)
(12–13 Uhr) ¹/₂ BE
4 BE ¹/₈ l Sanddornjoghurt*

Abendessen:
(19 Uhr)
4 BE
*Eiersalat**
2 kleine Brötchen (je 35 g)
1 Scheibe Knäckebrot
*Feldsalat**

FREITAG

1. Frühstück:
(8 Uhr)
3 BE
Saft von 1 Apfelsine (170 g)
1 kleines Brötchen (35 g)
*2 Spiegeleier**
2 Tomaten

2. Frühstück:
(10 Uhr)
2 BE
1/2 Birne (90 g)
1 Scheibe Toast
5 g Butter

Mittagessen:
(12–13 Uhr)
4 BE
*Gefüllte Rindsroulade**
*Spinatgemüse**
Bandnudeln
(50 g ungekocht gewogen)

Nachmittagstee:
(15 Uhr)
1 BE
1 Stück Zwetschgenkuchen
Kaffee oder Tee nach Wahl
etwas Milch
Süßstoff zum Süßen

Zwischenmahlzeit:
(17 Uhr)
1 BE
1/4 l Magermilch

Abendessen:
(19 Uhr)
4 BE
300 g geräucherte Flunder
(Scholle)
2 kleine Brötchen (je 35 g)
1 Knäckebrot
1 Salzgurke

Spätimbiß:
1 BE
1 Apfel (100 g)

SAMSTAG

1. Frühstück:
(8 Uhr)
3 BE
250 g Melone (mit Schale)
1 Scheibe Vollkornbrot
(40 g)
50 g gekochter oder
magerer roher Schinken
2 Tomaten
5 g Butter
Kaffee oder Tee nach Wahl
etwas Milch
Süßstoff zum Süßen

2. Frühstück:
(10 Uhr)
2¹/₂ BE
Pfirsichsalat*
1 Scheibe Toast
5 g Butter

Mittagessen:
(12–13 Uhr)
4 BE
Gefüllte Paprikaschoten*
Kopfsalat mit Joghurt*

Nachmittagstee:
(15 Uhr)
1 BE
1 Scheibe Toast
5 g Butter
1 Teelöffel Diabetikergelee
Kaffee oder Tee nach Wahl
etwas Milch
Süßstoff zum Süßen

Zwischenmahlzeit:
(17 Uhr)
1 BE
100 g Pflaumen

Abendessen:
(19 Uhr)
3¹/₂ BE
200 g Hering in Gelee
Bratkartoffeln*
Gurkensalat*

Spätimbiß:
1 BE
¹/₄ l Magermilch

SONNTAG

1. Frühstück:
(8–9 Uhr)
3 BE
1 Glas Tomatensaft
2 Scheiben Toast (je 25 g)
1 gekochtes Ei (60 g)
10 g Butter
etwas geriebener Rettich
1 Teelöffel Diabetiker-
marmelade
Kaffee oder Tee nach Wahl
etwas Milch
Süßstoff zum Süßen

2. Frühstück:
(10–11 Uhr)
2 BE
*Apfelsinenmilch**
2 Scheiben Knäckebrot
1 Eßlöffel Magerquark

Mittagessen:
(12–13 Uhr)
4 BE
*Rebhuhn in der Folie**
*Sauerkraut**
*Kartoffelpüree**

Nachmittagstee:
(15 Uhr)
1 BE
*1 Stück Nußkuchen**
Kaffee oder Tee nach Wahl
etwas Milch

Süßstoff zum Süßen

Zwischenmahlzeit:
(17 Uhr)
1 BE
Diabetikerkompott
(1 BE nach Wahl)

Abendessen:
(19 Uhr)
4 BE
1 Tasse entfettete Brühe
Spargelsalat mit
*Räucherzunge**
2 Scheiben Toast
*1 Bratapfel**

Spätimbiß:
1 BE
1 Apfel (100 g)

Winter pro Tag: 1800–1900 Kalorien 16 BE
MONTAG

1. Frühstück:
(8 Uhr)
3 BE
Saft von 1 Apfelsine (170 g)
1 Brötchen (42 g)
*Bismarck-Ei**
5 g Butter
Kaffee oder Tee nach Wahl
etwas Milch
Süßstoff zum Süßen

2. Frühstück:
(10 Uhr)
2 BE
*Pflaumenkompott**

1 Zwieback (ei- und
zuckerfrei)

Mittagessen:
(12–13 Uhr)
4 BE
*Kohltopf mit Hammelfleisch**
*Apfelschnee**

Nachmittagstee:
(15 Uhr)
1 BE
2 Scheiben Knäckebrot
50 g Magerquark
Kaffee oder Tee nach Wahl

etwas Milch
Süßstoff zum Süßen

Zwischenmahlzeit:
(17 Uhr)
1 BE
¹/₂ Birne (90 g)

Abendessen:
(19 Uhr)

4 BE
Hamburger Fischsalat*
Endiviensalat*
2 Scheiben Toast (je 25 g)

Spätimbiß:
1 BE
¹/₄ l Magermilch

DIENSTAG

1. Frühstück:
(8 Uhr)
3 BE
¹/₂ Glas Tomatensaft (¹/₈ l)
1¹/₂ Scheiben Vollkornbrot
(60 g)
1 gekochtes Ei (60 g)
5 g Butter
1 Teelöffel Diabetiker-
marmelade
Kaffee oder Tee nach Wahl
etwas Milch
Süßstoff zum Süßen

2. Frühstück:
(10 Uhr)
2 BE
1 Becher Joghurt (175 g)
1 Scheibe Weißbrot (25 g)
5 g Butter

Mittagessen:
(12–13 Uhr)
4 BE
Ragout Marengo*
Bunter Wintersalat*
40 g Reis (roh gewogen)

Nachmittagstee:
(15 Uhr)
1 BE
1 Stück Apfelkuchen*
Kaffee oder Tee nach Wahl
etwas Milch
Süßstoff zum Süßen

Zwischenmahlzeit:
(17 Uhr)
1 BE
1 Apfelsine (170 g)

Abendessen:
(19 Uhr)
4 BE
50 g Lachsschinken
Liptauer Quark*
10 g Butter
2 Tomaten
2 Scheiben Landbrot
(je 40 g)

Spätimbiß:
1 BE
250 g Melone (mit Schale)

MITTWOCH

1. Frühstück:
(8 Uhr)
3 BE
½ Grapefruit
1 kleines Brötchen (35 g)
30 g Streichmettwurst
2 Tomaten
1 Teelöffel Diabetikergelee
Kaffee oder Tee nach Wahl
etwas Milch
Süßstoff zum Süßen

2. Frühstück:
(10 Uhr)
2 BE
Orangengelee*
2 Zwiebäcke (ei- und
zuckerfrei)

Mittagessen:
(12–13 Uhr)
4 BE
Fischspießchen –
griechische Art*
Feldsalat*
3 mittelgroße Kartoffeln
(je 80 g)
1 Scheibe frische Ananas

Nachmittagstee:
(15 Uhr)
1 BE
2 Zwiebäcke (ei- und
zuckerfrei)
1 Teelöffel Diabetiker-
marmelade
Kaffee oder Tee nach Wahl
etwas Milch
Süßstoff zum Süßen

Zwischenmahlzeit:
(17 Uhr)
1 BE
¼ l Vollmilch

Abendessen:
(19 Uhr)
4 BE
Tomatensuppe*
150 g Magerquark
5 g Butter
Kümmelkartoffeln*
Kopfsalat*

Spätimbiß:
1 BE
1 kleiner Apfel (100 g)

DONNERSTAG

1. Frühstück:
(8 Uhr)
3 BE
1 kleines Glas (¹/₁₀ l)
Möhrensaft
(150 g Mohrrüben)
1 Brötchen (42 g)

100 g Tomatenquark*
1 Teelöffel Diabetiker-
marmelade
Kaffee oder Tee nach Wahl
etwas Milch
Süßstoff zum Süßen

2. Frühstück:
(10 Uhr)
2 BE
1 Tasse Kakao (mit Süßstoff
gesüßt)
1 Scheibe Vollkornbrot
(40 g)
10 g Leberwurst

Mittagessen:
(12–13 Uhr)
4 BE
Hähnchen in Folie*
Spinatgemüse*
3 mittelgroße Pellkartoffeln
(je 80 g) oder Bandnudeln
(50 g ungekocht gewogen)

Nachmittagstee:
(15 Uhr)
1¹/₄ BE

1 Scheibe Toast (25 g)
1 Teelöffel Diabetikergelee
Kaffee oder Tee nach Wahl
etwas Milch
Süßstoff zum Süßen

Zwischenmahlzeit:
(17 Uhr)
³/₄ BE
2 kleine Mandarinen (120 g)

Abendessen:
(19 Uhr)
4 BE
Überbackener Tomatenreis*
Kopfsalat mit Joghurt*

Spätimbiß:
1 BE
1 Becher Joghurt (175 g)
1 Cräcker

FREITAG

1. Frühstück:
(8 Uhr)
3 BE
Saft von 1 Apfelsine (170 g)
1 Brötchen (42 g)
1 Scheibe gekochter
Schinken (40 g)
1 geriebener Rettich (150 g)
5 g Butter
Kaffee oder Tee nach Wahl
etwas Milch
Süßstoff zum Süßen

2. Frühstück:
(10 Uhr)
2 BE

1 kleiner Apfel (100 g)
2 Scheiben Knäckebrot
25 g Schmelzkäse

Mittagessen:
(12–13 Uhr)
4 BE
Matrosenfleisch*
Porree im eigenen Saft*
1 mittelgroße Kartoffel
(80 g)

Nachmittagstee:
(15 Uhr)
1 BE
1 Scheibe Toast (25 g)

*50 g Kümmelquark**
Kaffee oder Tee nach Wahl
etwas Milch
Süßstoff zum Süßen

Zwischenmahlzeit:
(17 Uhr)
1 BE
¹/₄ l Magermilch oder
Buttermilch

Abendessen:
(19 Uhr)

4 BE
1 Paar Frankfurter
Würstchen
*Kartoffelsalat**
*Feldsalat**
1 Tomate

Spätimbiß:
1 BE
100 g roter
Johannisbeersaft

SAMSTAG

1. Frühstück:
(8 Uhr)
3 BE
¹/₂ Glas Rote Rübensaft
2 dünne Scheiben
Mischbrot oder
Vollkornbrot (je 30 g)
1 gekochtes Ei (60 g)
5 g Butter
1 Tomate
Kaffee oder Tee nach Wahl
etwas Milch, Süßstoff

2. Frühstück:
(10 Uhr)
2 BE
*Grapefruitjoghurt**
1 Scheibe Knäckebrot
5 g Butter

Mittagessen:
(12–13 Uhr)
4 BE

*Kohlrouladen**
200 g Pellkartoffeln
*Schokoladengelee**

Nachmittagstee:
(15 Uhr)
1¹/₄ BE

2 Zwiebäcke (ei- und
zuckerfrei)
1 Teelöffel Diabetiker-
marmelade
Kaffee oder Tee nach Wahl
etwas Milch
Süßstoff zum Süßen

Zwischenmahlzeit:
(17 Uhr)
³/₄ BE
2 Mandarinen (120 g)

Abendessen:
(19 Uhr)

4 BE
*Heringssalat**
2 kleine Brötchen (je 35 g)

Spätimbiß:
1 BE
1 kleiner Apfel (100 g)

SONNTAG

1. Frühstück:
(8–9 Uhr)
3 BE
¹/₂ Grapefruit
1 Scheibe Toast (25 g)
1 Scheibe Knäckebrot
*Spiegeleier – englische Art**
Kaffee oder Tee nach Wahl
etwas Milch
Süßstoff zum Süßen

2. Frühstück:
(10–11 Uhr)
2 BE
1 Tasse Kakao (mit Süßstoff
gesüßt)
3 Zwiebäcke (ei- und
zuckerfrei)
2 Teelöffel Diabetikergelee

Mittagessen:
(12–13 Uhr)
4 BE
Hirschkalbssteak
*Förster Art**
*Rosenkohl**
3 mittelgroße Kartoffeln
(je 80 g)

Nachmittagstee:
(15 Uhr)
1 BE
*1 Stück Apfelkuchen**
Kaffee oder Tee nach Wahl
etwas Milch
Süßstoff zum Süßen

Zwischenmahlzeit:
(17 Uhr)
1 BE
1 Apfelsine (170 g)

Abendessen:
(19 Uhr)
4 BE
*Chicoréesalat mit Krabben**
50 g Rauchfleisch (Rind)
1 Salzgurke
2 Scheiben Vollkornbrot
(je 40 g)

Spätimbiß:
1 BE
1 kleiner Apfel (100 g)

Ein-Wochenplan einer Abmagerungsdiät von 1200 Kalorien (Kcal)

Jeder Tagesvorschlag enthält:
10 BE – 120 g Kohlenhydrate (KH)
ca. 60 g Eiweiß (E)
ca. 40 g Fett (F)

Bei einer Abmagerungsdiät ist es von Vorteil, daß die Diabetesdiät auf so viele kleine Mahlzeiten am Tag verteilt ist. So werden etwa aufkommende Hungergefühle immer wieder durch einen kleinen Imbiß besänftigt. Je genauer Sie sich an den vorgeschriebenen Speisezettel halten, desto schneller können Sie wieder zur normalen Diabetesdiät zurückkehren.
Der Speisezettel enthält 1200 Kalorien am Tag. Sind nur 1000 Kalorien am Tage erlaubt, müssen mit Hilfe der Kalorientabelle 200 Kalorien in Abzug gebracht werden.

Abmagerungsdiät pro Tag: 1200 Kalorien 10 BE

MONTAG

1. Frühstück:
(8 Uhr)
2 BE
1 kleines Glas
Tomatensaft (¹/₈ l)
1 kleines Brötchen (35 g)
50 g Magerquark mit
Meerrettich
Kaffee oder Tee nach Wahl
etwas Milch

Süßstoff zum Süßen

2. Frühstück:
(10 Uhr)
1 BE
¹/₄ l Magermilch

Mittagessen:
(12–13 Uhr)
2 BE

*1 Beefsteak**
*Chicorée – belgische Art**
2 mittelgroße Pellkartoffeln
(je 80 g)

Nachmittagstee:
(15 Uhr)
1 BE
1 Scheibe Weißbrot (20 g)
1 Teelöffel Diabetiker-
marmelade
Kaffee oder Tee nach Wahl
etwas Milch
Süßstoff zum Süßen

Zwischenmahlzeit:
(17 Uhr)

1 BE
150 g Erdbeeren oder
1 Apfel (100 g)

Abendessen:
(19 Uhr)
2 BE
*Krabben in Gelee**
2 Tomaten
25 g Schmelzkäse (halbfett)
1 Scheibe Landbrot (40 g)

Spätimbiß:
1 BE
1 Apfelsine (170 g) oder
100 g Heidelbeeren oder
1 kleiner Pfirsich (120 g)

DIENSTAG

1. Frühstück
(8 Uhr)
2 BE
1 Brötchen (42 g)
1 gekochtes Ei (60 g)
5 g Butter
2 Tomaten
Kaffee oder Tee nach Wahl
etwas Milch
Süßstoff zum Süßen

2. Frühstück:
(10 Uhr)
1 BE
2 Mandarinen (170 g)

Mittagessen:
(12–13 Uhr)

2 BE
*Kalbshaxe bayerische Art**
1 Kartoffel (100 g)
Salatplatte (Feldsalat,
*Gurken-Tomatensalat)**
(1/2 Rezept)

Nachmittagstee:
(15 Uhr)
1 BE
1 Scheibe Toast
1 Teelöffel Diabetiker-
marmelade
Kaffee oder Tee nach Wahl
etwas Milch
Süßstoff zum Süßen

Zwischenmahlzeit:
(17 Uhr)
1 BE
*Mohrrübensalat**

Abendessen:
(19 Uhr)
2 BE

*Quark mit Schnittlauch**
2 abgetropfte Ölsardinen
1 Brötchen (42 g)
Hagebuttentee

Spätimbiß:
1 BE
¹/₄ l Magermilch

MITTWOCH

1. Frühstück:
(8 Uhr)
2 BE
¹/₂ Glas Tomatensaft (¹/₈ l)
1 kleines Brötchen (35 g)
40 g Magerquark
2 Teelöffel Diabetiker-
marmelade
Kaffee oder Tee nach Wahl
etwas Milch
Süßstoff zum Süßen

2. Frühstück:
(10 Uhr)
1 BE
150 g Beerenobst oder
1 kleiner Apfel (100 g)

Mittagessen:
(12–13 Uhr)
2 BE
*Kalbssteak mit Orangen**
20 g Reis (1¹/₂ Eßlöffel
ungekochter Reis)
Kopfsalat

Nachmittagstee:
(15 Uhr)
1 BE
1 Tasse Kakao (mit
Magermilch und Süßstoff)
1 Zwieback (ei- und
zuckerfrei)

Zwischenmahlzeit:
(17 Uhr)
1 BE
*Orangengelee**oder*
*1 Bratapfel**

Abendessen:
(19 Uhr)
2 BE
*Rührei mit Schnittlauch**
3 Scheiben Knäckebrot
*Endiviensalat**
*oder Bunter Kopfsalat**

Spätimbiß:
1 BE
¹/₂ Birne (90 g)
oder 150 g Erdbeeren

DONNERSTAG

1. Frühstück:
(8 Uhr)
2 BE
1 Brötchen (42 g)
1 gekochtes Ei
1 Teelöffel Diabetikergelee
Kaffee oder Tee nach Wahl
etwas Milch
Süßstoff zum Süßen

2. Frühstück:
(10 Uhr)
1 BE
1 Apfelsine (170 g)

Mittagessen:
(12–13 Uhr)
2 BE
Deutsches Beefsteak*
1/2 gekochter Blumenkohl
100 g Pellkartoffeln

Nachmittagstee:
(15 Uhr)
1 BE

Erdbeereis
oder 1/2 Grapefruit

Zwischenmahlzeit:
(17 Uhr)
1 BE
1 Becher Mager-Joghurt
(175 g)
1 Cräcker

Abendessen:
(19 Uhr)
2 BE
Spinatsoufflé*
2 mittelgroße Kartoffeln
(je 80 g)

Spätimbiß:
1 BE
2 Mandarinen oder
150 g Beerenobst

FREITAG

1. Frühstück:
(8 Uhr)
2 BE
100 g Erdbeeren oder
100 g Melone (mit Schale)
1 Scheibe Vollkornbrot
(40 g)
50 g Lachsschinken
5 g Butter

1 Teelöffel Diabetiker-
marmelade
Kaffee oder Tee nach Wahl
etwas Milch
Süßstoff zum Süßen

2. Frühstück:
(10 Uhr)

1 BE
1/2 Grapefruit

Mittagessen:
(12–13 Uhr)
2 BE
*Kohl mit Hackfleisch**
140 g Pellkartoffeln

Nachmittagstee:
(15 Uhr)
1 BE
20 g Weißbrot mit
30 g Quark
Kaffee oder Tee nach Wahl
etwas Milch
Süßstoff zum Süßen

Zwischenmahlzeit:
(17 Uhr)
1 BE
1 kleiner Apfel (100 g)
oder 100 g Pflaumen
oder 100 g Beerenfrüchte

Abendessen:
(19 Uhr)
2 BE
*Andalusischer Fischsalat**
2 Scheiben Knäckebrot

Spätimbiß:
1 BE
1/4 l Magermilch
oder Buttermilch

SAMSTAG

1. Frühstück:
(8 Uhr)
2 BE
1/2 Glas Tomatensaft (1/8 l)
1 kleines Brötchen (35 g)
1 gekochtes Ei (60 g)
5 g Butter
Kaffee oder Tee nach Wahl
etwas Milch
Süßstoff zum Süßen

2. Frühstück:
(10 Uhr)
1 BE
1 Teller entfettete
Fleischbrühe mit Einlage
von 15 g Nudeln
(ungekocht gewogen)

Mittagessen:
(12–13 Uhr)
2 BE
*Gemüseeintopf**

Nachmittagstee:
(15 Uhr)
1 BE
1 Tasse Kakao (mit
Magermilch und Süßstoff)
1 Zwieback (ei- und
zuckerfrei)

Zwischenmahlzeit:
(17 Uhr)
1 BE
1 Apfelsine (170 g)

Abendessen:
(19 Uhr)
2 BE
Beefsteak Tatar *
3 Scheiben Knäckebrot

Spätimbiß:
1 BE
¹/₂ Birne (90 g)
oder 150 g Beerenfrüchte

SONNTAG

1. Frühstück:
(8–9 Uhr)
2 BE
¹/₂ Grapefruit oder
¹/₈ l Tomatensaft
2 Scheiben Knäckebrot
50 g Truthahnwurst
(Magerwurst) oder
20 g Kalbsleberwurst
1 Teelöffel Diabetiker-
marmelade
Kaffee oder Tee nach Wahl
etwas Milch
Süßstoff zum Süßen

2. Frühstück:
(10–11 Uhr)
1 BE
1 kleiner Apfel (100 g)

Mittagessen:
(12–13 Uhr)
2 BE
1 Tasse Hühnerbrühe mit
Spargeleinlage *
Forelle blau mit
Meerrettichsahne *
1 mittelgroße Kartoffel
(80 g)

Gurkensalat
100 g Erdbeeren

Nachmittagstee:
(15 Uhr)
1 BE
1 Tasse Kakao (mit
Magermilch und Süßstoff)
1 Zwieback (ei- und
zuckerfrei)

Zwischenmahlzeit:
(17 Uhr)
1 BE
150 g Beerenobst oder
1 kleiner Apfel (100 g)

Abendessen:
(19 Uhr)
2 BE
Gefüllte Schinkenrollen *
1 Eckchen Camembert
(30 g)
1 Scheibe Land- oder
Vollkornbrot (40 g)

Spätimbiß:
1 BE
¹/₄ l Magermilch oder
Buttermilch

Rezepte für die Diabetesdiät

> Zum Umrechnen: 1 Kalorie entspricht 4,2 Joule
> (genau: 4,186 Joule)

Maße und Gewichte

Mit den nachfolgenden Gewichtsangaben in Löffeln, Tassen und Tellern soll das Abmessen der täglichen Rationen erleichtert werden. Da bei uns jedoch weder Löffelgrößen noch Tassen genormt sind, empfiehlt es sich, die hier gemachten Gewichtsangaben einmal mit Hilfe der Waage und des Litermaßes zu überprüfen.

^{1}/$_4$ l Flüssigkeit	= 1 Suppenteller
^{1}/$_8$ l Flüssigkeit	= 1 Tasse oder 8 Eßlöffel
^{1}/$_{10}$ l Flüssigkeit	= 6 Eßlöffel
1 Teelöffel Öl	= 4 g
1 gestrichener Teelöffel Fett	= 5 g
1 gestrichener Teelöffel Backpulver	= 3 g
1 gestrichener Eßlöffel Haferflocken	= 8 g
1 gestrichener Eßlöffel Mehl	= 10 g
1 gestrichener Eßlöffel Reis, Salz	= 15 g
1 gestrichener Eßlöffel Fett	= 20 g
1 Eßlöffel Öl	= 10 g

KALTE SPEISEN UND FEINKOSTSALATE

Chefs Salat

(385 Kalorien) 1³/₄ BE, 33 g E, 14 g F

100 g Corned beef, 25 g Holländer oder Schweizer Käse,
1 Tomate, 2 junge Zwiebeln, 1 grüne Paprikaschote,

1 Mohrrübe, etwas frische Kresse, einige Salatblätter,
2 Eßlöffel Essig, Salz, 1 Teelöffel Senf, 2 Eßlöffel Milch,
1 Eßlöffel feingewiegte Kräuter

Das Corned beef und den Käse in Streifen schneiden, Tomaten und Zwiebeln in Scheiben, die entkernte Paprikaschote in Ringe. Die geputzte Mohrrübe auf der Rohkostreibe raspeln. Die Kresse sorgfältig waschen. Die Zutaten in einer mit gewaschenen, trockenen Salatblättern ausgelegten Schüssel anrichten. Aus Essig, Salz, Senf, Milch und Kräutern eine Marinade zubereiten und über die Salatzutaten gießen. (Siehe Umschlagbild.)

Crabmeatsalat
(278 Kalorien) ³/₄ BE, 14 g E, 14 g F

100 g Crabmeat (aus der Dose), ¹/₄ säuerlicher Apfel,
¹/₂ hartgekochtes Ei, 1 kleine Gewürzgurke,
1 Eßlöffel Mayonnaise, Dill, 1 Eßlöffel Milch

Das Crabmeat entgräten und auseinanderzupfen. Den geschälten Apfel, das Ei und die Gewürzgurke in dünne Streifen schneiden. Die Mayonnaise mit dem feingewiegten Dill und der Milch verrühren und mit den Salatzutaten vermischen. Eine Stunde kalt stellen.

Gefüllte Kräutereier
(286 Kalorien) ∅ BE, 14 g E, 22 g F

2 Eier, 1 Eßlöffel Mayonnaise, 1 Eßlöffel feingehackte
Gewürzgurke, 1 Eßlöffel feingewiegte Kräuter (Dill,
Schnittlauch, Kerbel), 1 reichliche Prise Salz

Eier in 10 Minuten hartkochen, in kaltem Wasser abkühlen lassen und der Länge nach halbieren. Die Eidotter vorsichtig mit dem Teelöffel herausholen und mit der Mayonnaise zu einer glatten Masse verrühren. Gewürzgurke, Kräuter und Salz hinzufügen. Mit einem Spritzbeutel in die Eihälften füllen. Auf Salatblättern anrichten. Mit Streifen von roter Paprika oder Tomate garnieren.

Eiersalat
(307 Kalorien) ⌀ BE, 16 g E, 22 g F

2 hartgekochte Eier, 50 g gekochte Champignons, Salz,
1 Eßlöffel Mayonnaise, 1 Eßlöffel Milch, Curry, Senf,
Schnittlauch

Die Eier schälen und ebenso wie die Champignons grob hak-
ken, beides leicht salzen und vermischen. Die Mayonnaise mit
der Milch verrühren und mit Curry und etwas Senf abschmek-
ken. Über die Salatzutaten gießen und etwas durchziehen
lassen. Zum Schluß mit dem feingeschnittenen Schnittlauch bestreuen.

Eierteller Helgoland
(305 Kalorien) ⌀ BE, 22 g E, 19 g F

Einige Salatblätter, 1¹/₂ hartgekochte Eier, 50 g Krabben,
1 Eßlöffel Remouladensauce, 1 Teelöffel Milch,
3 Tomaten, Salz, Pfeffer, eventuell etwas feine Kresse

Einen Teller mit gut gewaschenen und abgetrockneten Salatblättern belegen. In die Mitte, mit der Schnittfläche nach unten,
die drei Eihälften setzen und die Krabben dazwischenfüllen.
Die Remouladensauce mit der Milch verrühren und über Eier
und Krabben geben. Die Tomaten quer zur Blüte in Scheiben
schneiden und kranzartig um die Eier anordnen. Mit etwas
Salz und Pfeffer bestreuen. Nach Geschmack noch mit gewa-
schener Kresse verzieren. Die Tomaten sind ein anrechnungsfreies Gemüse.

Gefüllte Thunfischeier
(274 Kalorien) ⌀ BE, 18 g E, 17 g F

2 hartgekochte Eier, 1 Eßlöffel Thunfisch (aus der Dose),
1 Eßlöffel Milch, 6 Kapern, Salz, 1 Teelöffel Öl

Die geschälten Eier halbieren. Die Eidotter herausnehmen und
durch ein Sieb streichen. Die Eimasse mit Öl aus der Thunfisch-

dose zu einer Creme verrühren und die Milch hinzufügen. Den Thunfisch mit einer Gabel zerdrücken und mit den Kapern unter die Eigelbcreme geben. Alle Zutaten mit einer Gabel oder einem Elektroquirl zu einer glatten Creme verrühren. Die Creme in einen Spritzbeutel geben und die Eihälften mit der Thunfischcreme füllen.

Englischer Salat
(330 Kalorien) 1/2 BE, 16 g E, 23 g F

80 g Kalbsbraten, 1/2 Tasse gekochte kleine Selleriewürfel,
10 g Walnußkerne, etwas Essig, 1 Eßlöffel Mayonnaise,
1 Eßlöffel Milch, 1 Messerspitze Senf

Den Kalbsbraten in Streifen schneiden und mit den Selleriewürfeln und den grobgehackten Walnüssen vermischen. Leicht mit Essig marinieren. Die Mayonnaise mit Milch und Senf verrühren und über die Salatzutaten geben. Etwas durchziehen lassen.

Geflügelsalat
(329 Kalorien) 1 BE, 28 g E, 17 g F

80 g gekochtes Hühnerfleisch, 100 g Spargelabschnitte,
1 kleine Scheibe Ananas, Salz, 1 Eßlöffel Mayonnaise,
1 Eßlöffel Milch, 1 Teelöffel Tomatenketchup

Das Hühnerfleisch von Haut und Fett befreien und in Streifen schneiden. Mit Spargel und kleingeschnittener Ananas vermischen. Leicht salzen. Die Mayonnaise mit der Milch und dem Tomatenketchup verrühren und über die Salatzutaten gießen.

Andalusischer Fischsalat
(289 Kalorien) 1 BE, 29 g E, 13 g F

150 g Fischfilet (Schellfisch), Zitronensaft, Salz, 1 rote oder
grüne Paprikaschote, 1 große Zwiebel, 2 Eßlöffel Essig,
1 Eßlöffel Olivenöl, Salz, Pfeffer, 2 Eßlöffel Tomatensaft
oder 1 durch ein Sieb passierte Tomate

Das Fischfilet waschen, mit Zitronensaft beträufeln, salzen und gut zugedeckt (eventuell in Aluminiumfolie verpackt) im eigenen Saft gar dünsten. Den Fisch in Blättchen zerteilen. Die Paprikaschote im heißen Rohr oder auf eine Gabel gespießt über der Gasflamme erhitzen, bis die Haut springt und sich abziehen läßt. Die entkernte Paprika in Streifen schneiden, die Zwiebel in Scheiben. Fisch, Paprika und Zwiebel vermengen. Essig, Öl, Salz, Pfeffer und Tomatensaft zu einer Marinade vermischen, über die Salatzutaten gießen und 30 Minuten im Kühlschrank ziehen lassen.

Hamburger Fischsalat
(332 Kalorien) 1¹/₂ BE, 28 g E, 13 g F

150 g Fischfilet (Schellfisch), Zitronensaft, Salz,
1 Gewürzgurke, ¹/₂ Apfel, 3 große Tomaten,
1 Eßlöffel Mayonnaise, 2 Eßlöffel Milch, 1 gehäufte
Messerspitze Curry

Das Fischfilet waschen, mit Zitronensaft beträufeln, salzen und gut zugedeckt (eventuell in Aluminiumfolie verpackt) im eigenen Saft gar dünsten. Den Fisch in Blättchen zerteilen, die Gurke und die geschälte Apfelhälfte in Streifen schneiden. Die Zutaten miteinander vermischen, leicht salzen und mit Zitronensaft beträufeln. Von den Tomaten Deckelchen abschneiden und die Früchte mit einem Löffelchen aushöhlen. Das Tomatenmark zu dem Fisch geben. Die Mayonnaise sorgfältig mit der Milch und dem Curry verrühren und über die Salatzutaten geben. Vermischen, etwas durchziehen lassen und in die ausgehöhlten Tomaten füllen.

Heringssalat
(452 Kalorien) ³/₄ BE, 34 g E, 30 g F

100 g Matjeshering, ¹/₂ hartgekochtes Ei,
2 Scheiben Kalbsbraten (50 g), ¹/₂ Salzgurke,
¹/₂ Apfel (50 g), 2 Walnußhälften, 1 Eßlöffel Mayonnaise,
¹/₂ Teelöffel Curry, 1 Eßlöffel Joghurt

Heringsfilet, $^1/_2$ Ei, Kalbsbraten sowie geschälte Gurke und Apfel in Streifen schneiden, die Walnußhälften grob hacken. Die Mayonnaise mit Joghurt und Curry verrühren, über die Salatzutaten gießen und alles sorgfältig vermischen. Den Salat etwas durchziehen lassen.

Käsetoast
(354 Kalorien) $1^1/_3$ BE, 18 g E, 20 g F

1 Scheibe Toast, 1 Teelöffel Mayonnaise, 2 Tomaten, Salz, Paprika, 1 Scheibe vollfetter Käse (50 g)

Das Toastbrot mit der Mayonnaise bestreichen und mit Tomatenscheiben belegen. Mit Salz und Paprika bestreuen und mit einer Scheibe Käse bedecken. Im vorgeheizten Backofen oder Grill überbacken, bis der Käse zu schmelzen beginnt.

Krabbeneier auf Toast
(417 Kalorien) $1^1/_2$ BE, 33 g E, 21 g F

$^1/_2$ kleine Zwiebel, 10 g Butter, 100 g Krabben,
1 Messerspitze Curry, Salz, 1 Teelöffel feingehackter Dill,
2 Eier, 1 Scheibe Toast
Die Zwiebel in kleine Würfel schneiden und in der Butter glasig braten. Die Krabben hinzufügen und unter Schütteln gut durchrösten. Curry, Salz und Dill dazugeben und die beiden Eier als Spiegeleier darüberschlagen. Wenn die Eier erstarrt sind, auf eine Scheibe Toast setzen.

Krabbencocktail
(226 Kalorien) $^1/_4$ BE, 18 g E, 12 g F

100 g Krabben – frisch oder aus der Dose,
etwas Zitronensaft, 1 Eßlöffel Mayonnaise,
2 Eßlöffel Milch, 1 Teelöffel geriebener Meerrettich,
1 Teelöffel Tomatenketchup, einige Spritzer
Worcestersauce, 1 Teelöffel feingewiegter Dill,
einige Salatblätter, 3 Stückchen Spargel

Die Krabben mit etwas Zitronensaft beträufeln. Die Mayonnaise mit der Milch, dem Meerrettich, dem Tomatenketchup und der Worcestersauce zu einer glatten Sauce verrühren. Den gehackten Dill hinzufügen. In ein Glas 2–3 kleine, gut abgetropfte Salatblätter legen. Die Krabben darauf häufen und mit der Mayonnaisensauce übergießen. Mit den Spargelstückchen garnieren.

Krabben in Gelee
(124 Kalorien) ∅ BE, 20 g E, 1 g F

1/2 Tasse entfettete Fleischbrühe, Essig, 2 Blatt Gelatine,
einige Scheiben Gewürzgurke, 100 g ausgelöste Krabben

Die Brühe kräftig mit Essig abschmecken und mit der kalt eingeweichten, warm aufgelösten Gelatine vermischen. Eine große Tasse mit etwas Brühe aufgießen und Gurkenscheiben hineingeben. Wenn die Geleeschicht erstarrt ist, die Krabben in die Tasse füllen, mit der Brühe aufgießen und erstarren lassen. Vor dem Stürzen die Tasse ganz kurz in heißes Wasser halten, aber darauf achten, daß kein Wasser in die Tasse läuft.

Melone mit Schinken
(107 Kalorien) 3/4 BE, 3 g E, 6 g F

1/4 Honig- oder Cantalup-Melone (150 g),
etwas Zitronensaft, 2 hauchdünne Scheiben roher
Schinken

Das eisgekühlte Melonenstück der Länge nach halbieren, so daß zwei Portionen entstehen, und entkernen. Leicht mit Zitronensaft beträufeln und mit je einer Scheibe Schinken belegen.

Frühlingsquark
(118 Kalorien) 1/3 BE, 17 g E, 1 g F

100 g Magermilchquark, 2 Eßlöffel Milch, Salz,
10 Radieschen, etwas Schnittlauch

Den Quark durch ein Sieb streichen und mit der Milch und etwas Salz glattrühren. Die Radieschen auf der feinen Seite der Rohkostreibe raffeln und zusammen mit dem feingeschnittenen Schnittlauch unter den Quark rühren.

Liptauer Quark — Kümmelquark
(123 Kalorien) $1/2$ BE, 17 g E, 1 g F

100 g Magermilchquark, 2 Eßlöffel Milch, Salz, Kümmel,
Paprika, $1/2$ kleine Zwiebel, $1/2$ kleine Gewürzgurke

Den Quark durch ein Sieb streichen und mit der Milch glattrühren. Dann die Gewürze hinzufügen sowie die in Würfel geschnittene Zwiebel und die ebenfalls in Würfel geschnittene Gurke. Auf ein Tellerchen geben und mit einem Hauch Paprika überstäuben. Sind im Speisezettel 150 g Liptauer Quark vorgeschrieben, so werden nur Quark und Milchmenge um die Hälfte erhöht.

Schnittlauchquark oder Meerrettichquark
(108 Kalorien) $1/3$ BE, 17 g E, 1 g F

100 g Magermilchquark, 2 Eßlöffel Milch, Salz,
etwas Schnittlauch oder 1 Teelöffel geriebener
Meerrettich

Den Quark durch ein Sieb streichen und mit der Milch und dem Salz gut verrühren. Den feingeschnittenen Schnittlauch unter den Quark mischen und vor dem Anrichten mit etwas Schnittlauch bestreuen oder 1 Teelöffel geriebenen Meerrettich unter den Quark mischen.

Tomatenquark
(134 Kalorien) $3/4$ BE, 17 g E, 1 g F

100 g Magermilchquark, 2 Eßlöffel Milch, Salz,
1 kleine Zwiebel, 2 Tomaten, etwas Fleischwürze

Den Quark mit der Milch und etwas Salz glattrühren. Die

Zwiebel in feine Würfel schneiden. Tomaten brühen, abziehen und ebenfalls in Würfel schneiden. Zwiebel- und Tomatenwürfel unter den Quark rühren und mit etwas Fleischwürze abschmecken.

Salat Nizzaer Art
(396 Kalorien) 1/2 BE, 19 g E, 22 g F

1/2 Paprikaschote, 2 Tomaten, 1 hartgekochtes Ei,
50 g Thunfisch (abgetropft), 5 schwarze Oliven,
1/2 Tasse gekochte grüne Bohnen, 2 Eßlöffel Essig,
1 Teelöffel Senf, 1 Eßlöffel Olivenöl, Salz, Pfeffer,
1 Eßlöffel feingehackte Kräuter, Salatblätter

Die Paprikaschote kurz im Ofen erhitzen, damit sich die Haut abziehen läßt. Halbieren, entkernen und eine Hälfte in feine Streifen schneiden. Die gebrühten Tomaten abziehen und ebenso wie das gekochte Ei in Scheiben schneiden. Den Thunfisch zerpflücken. Alle Salatzutaten miteinander vermischen. Aus Essig, Senf, Öl, etwas Bohnenkochwasser, Salz, Pfeffer und Kräutern eine Marinade zubereiten und über den Salat geben. Etwas durchziehen lassen. Eine Schüssel mit Salatblättern auslegen und den Salat darauf anrichten.

Spargelsalat mit Räucherzunge
(299 Kalorien) 1/2 BE, 13 g E, 17 g F

150 g Spargel oder eine kleine Dose Spargelabschnitte,
Zitronensaft, 50 g Räucherzunge, 1 kleine Scheibe Ananas,
1 Eßlöffel Mayonnaise, 2 Eßlöffel Milch

Den geschälten Spargel in halbfingerlange Stücke schneiden, in leicht gesalzenem Wasser gar kochen und mit etwas Zitronensaft beträufeln. Räucherzunge und Ananas in Streifen schneiden und mit dem abgetropften Spargel vermischen. Die Mayonnaise mit der Milch und einem Teelöffel Ananassaft verrühren und über die Salatzutaten gießen. Kalt stellen und durchziehen lassen.

Gefüllte Schinkenrollen
(177 Kalorien) $^1/_4$ BE, 12 g E, 10 g F

12 kurze Stangen Spargel, etwas Essig, 1 Eßlöffel Milch,
Salz, Pfeffer, 2 dünne Scheiben gekochter Schinken (50 g)

Den gekochten Spargel in einer Marinade aus Spargelkochwasser, Essig, Milch, Salz und Pfeffer gut dúrchziehen lassen. Dann je 6 Spargelstangen in eine Schinkenscheibe einrollen. Die Schinkenrollen können mit einem Aspik von entfetteter Fleischbrühe, mit Gelatine gebunden, überzogen werden.

SUPPEN

Eisgekühlte Fleischbrühe
(35 Kalorien) $^1/_4$ BE, 4 g E, 3 g F

$^1/_4$ l entfettete Fleischbrühe, 1 Blatt Gelatine,
1 Teelöffel gehackter Kerbel

Die Brühe im offenen Topf etwas einkochen lassen und mit der kalt eingeweichten, warm aufgelösten Gelatine vermischen. Durch ein Sieb in eine Suppentasse geben, den Kerbel hinzufügen und nach dem Abkühlen in den Kühlschrank stellen. Die Suppe bekommt durch die Gelatine eine leichte Bindung.

Frühlingssuppe mit Kalbsbrust
(340 Kalorien) 3 BE, 22 g E, 8 g F

1 Kalbsknochen, 100 g magere Kalbsbrust, $^3/_4$ l Wasser,
Salz, 1 Kohlrabiknolle, 2 junge Karotten, 100 g Spargel,
50 g ausgelöste Erbsen, 1 Eßlöffel gewiegte junge Kräuter.
Einlage: 25 g Reis – ungekocht gewogen

Den gewaschenen Knochen und das Fleisch in das kalte Wasser geben, etwas Salz hinzufügen und zum Aufkochen bringen. Die geschälte Kohlrabiknolle und die geputzten Karotten in Streifen schneiden, das feine Kohlrabigrün aufrollen und ebenfalls fein schneiden. Den geschälten Spargel in Stücke schneiden.

Alles Gemüse nach 30 Minuten Kochzeit in die Suppe geben und weitere 30 Minuten kochen lassen. In dieser Zeit den Reis in reichlich Salzwasser in 15 Minuten gar kochen lassen, auf ein Sieb und mit dem in Würfel geschnittenen Fleisch in die Suppe geben. Mit gehackten Kräutern und mit etwas Salz abschmecken. (Siehe Abb. nach S. 32.)

Andalusische Gurkenkaltschale
(120 Kalorien) 1 BE, 1 g E, 3 g F

3 Tomaten, 1 Stückchen Paprika, 1 Stückchen Salatgurke,
1/2 kleine Zwiebel, 1 Stückchen Knoblauchzehe,
1 Teelöffel Olivenöl, 1 Eßlöffel Essig, 8 Eßlöffel Wasser,
2 Teelöffel Semmelmehl, Salz, Pfeffer, Eiswürfel

Die gebrühten, abgezogenen Tomaten, Paprika, geschälte Gurke, Zwiebel und Knoblauchzehe durch den Fleischwolf passieren, besser im Mixer pürieren und mit Öl, Essig, Wasser und Semmelmehl verrühren. Mit Salz und Pfeffer abschmecken und mit 2 Eiswürfeln vermischt in eine Schale füllen. Es können Würfel von Gurken und Tomaten als Einlage gegeben werden. Sehr erfrischend an heißen Tagen.

Hühnersuppe mit Spargel
(40 Kalorien) $\emptyset$ BE, 2 g E, 2 g F

1/4 l entfettete Hühnersuppe – frisch oder aus Päckchen
zubereitet, 2 Eßlöffel Spargelstückchen, feingehackte
Petersilie

Die Hühnersuppe sorgfältig entfetten und die Spargelstückchen darin erhitzen. Mit Petersilie bestreut auftragen.

Muschelsuppe — Matrosenart
(229 Kalorien) $1/2$ BE, 23 g E, 35 g F

500 g Muscheln, $1/2$ Lorbeerblatt, 1 kleine Zwiebel,
Thymian, 1 Glas Weißwein, Pfeffer

Die Muscheln sorgfältig waschen. Das Lorbeerblatt, die in
Scheiben geschnittene Zwiebel und ein Zweiglein (bzw. 1 Tee-
löffel getrockneten) Thymian in einen Kochtopf geben. Die
Muscheln darüber geben und mit dem Weißwein übergießen.
So lange kochen lassen, bis sich alle Muscheln geöffnet haben.
Das dauert etwa 15 Minuten. Nicht salzen, nur kräftig mit der
Pfeffermühle überstreuen. Man kann dünne Scheiben von Bröt-
chen mit Knoblauch einreiben und die Suppe darüberfüllen.

Tomatensuppe
(70 Kalorien) $1/4$ BE, 2 g E, $\emptyset$ F

250 g Tomaten, Rosmarin, 3 Eßlöffel Magermilch, Salz,
Pfeffer, $1/2$ Tablette Süßstoff

Die zerschnittenen Tomaten, knapp mit Wasser bedeckt, zusammen mit etwas Rosmarin weichkochen und durch ein Sieb
passieren. Das Tomatenpüree mit Hilfe eines Schneebesens mit
der Milch verrühren, unter ständigem Rühren zum Kochen
bringen und mit Salz, Pfeffer und Süßstoff abschmecken.
Schmeckt heiß und kalt gleich gut! Tomaten sind ein anrechnungsfreies Gemüse.

FISCHGERICHTE

Fischgericht – venezianische Art
(322 Kalorien) $1/4$ BE, 38 g E, 14 g F

200 g Fischfilet, Zitronensaft, Salz, 10 g Butter, 1 Zwiebel,
1 große Tomate, 1 Teelöffel gehackte Petersilie,
1 Eßlöffel geriebener Parmesan

Das Fischfilet waschen, mit Zitronensaft beträufeln und salzen.
Eine gut eingefettete, feuerfeste Platte mit Zwiebel- und Tomatenscheiben belegen und darauf die gehackte Petersilie
streuen. Den Fisch auf die Kräuterunterlage legen, mit Parmesankäse bestreuen und mit Butterflöckchen bedecken. Die Platte
in den vorgeheizten Backofen schieben und den Fisch bei mittlerer Hitze (200°) in etwa 30 Minuten gar backen.

Fischkotelett – Marseiller Art
(300 Kalorien) $1/3$ BE, 32 g E, 12 g F

200 g Fischkotelett (Schellfisch), 1 Eßlöffel Zitronensaft,
Salz, 1 Eßlöffel Olivenöl, 1 Zwiebel, 1 Knoblauchzehe,
3 Tomaten, 3 Oliven, Rosmarin, Thymian, Paprika, Pfeffer

Den gewaschenen Fisch mit Zitronensaft beträufeln und salzen.
Von beiden Seiten in heißem Olivenöl schnell anbraten. In einer
zweiten Pfanne die in Streifen geschnittene Zwiebel und die
feingewiegte Knoblauchzehe in etwas Olivenöl glasig braten
und die gebrühten, abgezogenen und in Stücke geschnittenen
Tomaten hinzufügen. Alle Gewürze über die Tomaten geben,
die in Scheiben geschnittenen Oliven mit den Tomaten vermischen und in der offenen Pfanne 10 Minuten dünsten lassen.
Den Fisch mit der Tomatensauce übergießen.

Fischsoufflé
(408 Kalorien) $1/4$ BE, 47 g E, 18 g F

150 g Fischfilet (Schellfisch), Zitronensaft, Salz,
1 kleine Zwiebel, 2 Eigelb, 1 Teelöffel Senf, feingehackte

Petersilie, 1 Messerspitze Curry, 3 Eiweiß,
1 Eßlöffel geriebener Käse, 5 g Fett für die Form

Das Fischfilet waschen, abtrocknen, mit Zitronensaft beträufeln
und salzen. Den Fisch mit der Zwiebel durch den Fleischwolf
oder mit der Küchenmaschine passieren. Die Eigelb mit den
Gewürzen schaumig rühren und den Fisch hinzufügen. Zum
Schluß mit dem sehr steif geschlagenen Eischnee vermischen und
in eine kleine, gefettete Auflaufform füllen. Mit dem Käse bestreuen und im vorgeheizten Backofen bei mittlerer Hitze
(200°) in etwa 20 Minuten gar backen.

Fischspießchen — griechische Art
(305 Kalorien) $1/2$ BE, 40 g E, 10 g F

200 g Fischfilet (frisch oder tiefgekühlt),
1 Eßlöffel Zitronensaft, Salz, Senf, 1 Zwiebel,
1 große Tomate, 1 Lorbeerblatt, 1 Eßlöffel Olivenöl,
1 Eiweiß

Den Fisch in dicke Würfel schneiden, tiefgekühlten Fisch unaufgetaut verwenden. Mit Zitronensaft beträufeln, salzen und mit
Senf bestreichen. Die Zwiebel und die Tomate in Scheiben
schneiden. Abwechselnd auf ein Spießchen Fischwürfel, 1 Stückchen Lorbeerblatt, Tomaten- und Zwiebelscheiben stecken, mit
Olivenöl einpinseln und mit Pfeffer bestreuen. In leicht ge-
schlagenem Eiweiß wenden. Im vorgeheizten Grill in 20 Minuten von allen Seiten bräunen.

Forelle blau mit Meerrettichsahne
(159 Kalorien) $1/2$ BE, 15 g E, 6 g F

1 Portionsforelle (150 g), etwas Essig zum Begießen,
$1/2$ l Wasser, etwas Essig, Salz, $1/2$ in Scheiben geschnittene
Zwiebel, 1 Stückchen Lorbeerblatt, $1/4$ Zitrone.
Meerrettichsahne: 1 Eßlöffel Schlagsahne, $1/4$ Apfel,
1 Teelöffel Zitronensaft, 1 Teelöffel frisch geriebener
Meerrettich, 1 Tomate

Die frisch getötete Forelle vorsichtig ausnehmen und waschen, nicht schuppen. Auf eine Platte legen und mit heißem Essig übergießen. Eine tiefgekühlte Forelle unaufgetaut mit dem Essig übergießen – sie wird nicht so blau wie eine frische. Das Wasser mit allen Gewürzen zum Kochen bringen und 15 Minuten kochen lassen. Durch ein Sieb geben, erneut aufkochen und die Forelle in dem Sud in 8–10 Minuten gar ziehen lassen. Die Schlagsahne mit dem feingeriebenen Apfel, Zitronensaft und Meerrettich verrühren, in eine ausgehöhlte Tomate geben und eisgekühlt zu der warmen Forelle reichen.

Forelle mit Mandeln
(252 Kalorien) 1/4 BE, 15 g E, 14 g F

1 Portionsforelle (frisch oder tiefgekühlt), Zitronensaft, Salz, Pfeffer, 15 g Butter, 10 g blättrig geschnittene Mandeln

Die tiefgekühlte Forelle auftauen lassen. Frisch geschlachtete Forelle ausnehmen und vorsichtig waschen. Die Forelle mit Zitronensaft beträufeln, salzen und leicht pfeffern. Butter in einer Pfanne erhitzen und die Forelle darin bei nicht zu starker Hitze in 12–15 Minuten von beiden Seiten goldbraun braten. Die Forelle auf einen vorgewärmten Teller geben. Die Mandeln in dem Bratfett hellbraun rösten, etwas Zitronensaft hinzufügen und über die Forelle gießen.

Heilbuttschnitte mit Kräutern
(234 Kalorien) ⌀ BE, 28 g E, 12 g F

1 Heilbuttschnitte (200 g), Zitronensaft, Salz,
1 Teelöffel getrocknete Dillspitzen oder 1 Eßlöffel frischer,
gehackter Dill, 1 Eßlöffel feingehackte Petersilie,
5 g Butter, Aluminiumfolie

Den gewaschenen Fisch abtrocknen, mit Zitronensaft beträufeln und salzen. Mit der Hälfte der Kräuter bestreuen. Einen Bogen Aluminiumfolie mit Butter bestreichen (breite Ränder freilassen). Den Fisch mit den Kräutern nach unten auf die Folie legen und mit den restlichen Kräutern bestreuen. Die Folie nicht zu eng über dem Fisch zusammenfalten, die Ränder fest andrücken und die Folie in den vorgeheizten Backofen geben. Bei mittlerer Hitze in 25 Minuten garen lassen.

Grüne Heringe auf Forellenart
(397 Kalorien) ⏀ BE, 24 g E, 32 g F

2 grüne Heringe, 1 Teelöffel Essig, Salzwasser, Petersilie, Zitronenscheiben, 10 g Butter
Die gewaschenen und gesalzenen Heringe werden rund gebunden, auf eine Platte gelegt und mit heißem Essig übergossen. Die Heringe in 8–10 Minuten in kochendem Salzwasser gar ziehen lassen, aber nicht kochen. Die Fische mit Petersilie und Zitronenscheibe anrichten. Die zerlassene Butter dazu reichen.

Kabeljauschnitte mit Kräuterbutter
(194 Kalorien) ⏀ BE, 34 g E, 4 g F

1 Scheibe Kabeljau (200 g), Zitronensaft, Salz, 1/4 l Wasser, 1 Zwiebel, 1 Stückchen Lorbeerblatt, Thymian, Salz, Pfeffer, 5 g Butter, 1 Teelöffel feingehackte Kräuter (Dill, Estragon, Petersilie)

Den gewaschenen Fisch mit Zitronensaft beträufeln und salzen. Das Wasser mit Zwiebel und Gewürzen im offenen Topf 10 Minuten kochen lassen und die Fischscheibe hineinlegen. In dem Wasser, das nur ganz leicht kochen darf, in 6–8 Minuten gar ziehen lassen. Die Butter mit den Kräutern und ein paar Spritzern Zitronensaft verkneten und auf die angerichtete Fischscheibe legen.

Kräuterfisch im eigenen Saft
(228 Kalorien) ⏀ BE, 34 g E, 10 g F

1 Portionsfisch Schellfisch oder Kabeljau oder Forelle (ca. 300 g), Zitrone, Salz, 1 Eßlöffel Öl, 2 Eßlöffel Kräuter (Dill, Petersilie, Kerbel)

Den sorgfältig gereinigten Fisch leicht mit Zitronensaft beträufeln und salzen. In eine feuerfeste Form (mit Deckel) das Öl geben und den Fisch hineinlegen. Rundherum mit dem Öl bestreichen und mit den feingehackten Kräutern bestreuen. Den Deckel auf die Form geben und im vorgeheizten Backrohr bei mittlerer Hitze (200°) in etwa 15 Minuten gar dünsten. Das gleiche Rezept kann auch in einer Aluminiumfolie zubereitet werden.

Gegrillte Scholle
(239 Kalorien) ⌀ BE, 28 g E, 10 g F

1 mittelgroße Scholle (350 g), Salz, Zitronensaft,
1 Eßlöffel Öl, Zitronenspalten, Petersilie

Die gesäuberte und gewaschene Scholle abtrocknen, mit Zitronensaft beträufeln und salzen. Die Scholle von beiden Seiten mit Öl einpinseln und auf den geölten Grillrost legen. Nach 5 Minuten Grillzeit wenden, noch einmal mit Öl bepinseln und in weiteren 5 Minuten goldbraun grillen. Die Scholle kann auch mit dem Öl in einer kunststoffbeschichteten Pfanne gebraten werden. Mit Zitronenspalten und Petersilie garnieren. (Siehe Abb. vor S. 33.)

FLEISCHSPEISEN

Beefsteak (Filetsteak)
(160 Kalorien) ⌀ BE, 22 g E, 5 g F

100 g Filetsteak, 1 Teelöffel Olivenöl, Salz, Pfeffer

Das Filetsteak etwas breitdrücken und von beiden Seiten mit dem Öl einpinseln. Auf den ebenfalls leicht geölten Grillrost legen. Im vorgeheizten Grill von beiden Seiten in 6–8 Minuten grillen, das Fleisch soll einen rosa Kern behalten. Nach dem Grillen salzen und pfeffern. Wird das Fleisch in der Pfanne gebraten, die Pfanne zuerst stark erhitzen und dann das Fleisch hineinlegen. Erst beim Wenden das Öl hinzugeben.

Deutsches Beefsteak
(220 Kalorien) $^1/_4$ BE, 22 g E, 12 g F

100 g reines Beefsteakhack, 1 Eßlöffel Wasser, Salz, Pfeffer,
1 Eßlöffel Öl, 1 kleine Zwiebel

Das Beefsteakhack mit Wasser, Salz und Pfeffer zu einem
Fleischteig verkneten und mit nassen Händen ein Fleischplätz-
chen formen. Das Fett erhitzen und das Beefsteak darin von
beiden Seiten je 3 Minuten braten, der Kern soll noch rosa sein.
Auf eine vorgewärmte Platte legen. In dem Bratfett die in
Scheiben geschnittene Zwiebel hellgelb rösten und auf das Beefsteak häufen.

Boeuf Stroganoff
(303 Kalorien) $^1/_3$ BE, 23 g F, 17 g F

100 g Rinderfilet, 1 Eßlöffel Öl, 1 kleine Zwiebel,
50 g Champignons, 4 Eßlöffel Weißwein, $^1/_2$ Gewürzgurke,
1 Eßlöffel Sahne, $^1/_2$ Teelöffel scharfer Senf, Salz, Pfeffer

Das Rinderfilet in kleine Streifen schneiden. Öl erhitzen, das
Fleisch schnell darin durchbraten und herausnehmen. Die Zwiebel in Würfel, die Champignons in Blättchen schneiden und in
dem Bratfett durchrösten. Mit dem Wein und der gleichen
Menge Wasser aufgießen. Die in Streifen geschnittene Gurke an
die Sauce geben. Die Sahne und den Senf verrühren und hinzufügen. Durchkochen lassen, das Fleisch wieder an die Sauce
geben und noch einmal aufkochen lassen. Mit Salz und Pfeffer
abschmecken.

Beefsteak à la Tatar
(181 Kalorien) $^1/_4$ BE, 24 g E, 5 g F

100 g reines Beefsteakhack, $^1/_2$ Eigelb, 1 kleine Zwiebel,
Salz, Pfeffer, Paprika, einige Kapern, 1 Sardellenring

Das Eigelb mit einer Gabel verschlagen, aber nur die Hälfte verwenden. Das Beefsteakhack mit dem Eigelb, der in Würfel

geschnittenen Zwiebel, den Gewürzen und den Kapern mit einer Gabel gründlich vermischen. Den Fleischteig zu einer Frikadelle formen und mit Zwiebelringen und einem Sardellenring garnieren.

Cannelons
(307 Kalorien) ⏀ BE, 27 g E, 22 g F

75 g Beefsteakhack, 25 g feingehackter Schinken, 1/2 Eigelb,
Salz, Pfeffer, 1/2 kleine, feingeschnittene Zwiebel,
etwas gehackte Petersilie und Thymian, 10 g Fett zum
Braten, 2 Eßlöffel Rotwein

Das Eigelb mit einer Gabel verquirlen, aber nur die Hälfte davon verwenden. Beefsteakhack und Schinken gründlich mit dem Eigelb und den Gewürzen vermischen. Aus dem Fleischteig kleine Rollen formen und in heißem Fett von allen Seiten goldbraun braten. Heiß stellen. Das Bratfett mit dem Rotwein auffüllen und über die Cannelons gießen.

Hackbeefsteak alla Pizzaiola
(282 Kalorien) 3/4 BE, 24 g E, 12 g F

100 g Beefsteakhack, 1 kleine Zwiebel,
1 Eßlöffel Semmelbrösel, Salz, Pfeffer, 1 Eßlöffel Olivenöl,
*1 Knoblauchzehe, 3 kleine Tomaten, Petersilie, Origano**

Die feingehackte Zwiebel, Fleisch, Semmelbrösel, Milch, Salz und Pfeffer zu einem herzhaft abgeschmeckten Fleischteig verarbeiten. Ein Fleischlaibchen formen, Öl erhitzen und das Fleisch darin von beiden Seiten gar braten. Aus der Pfanne nehmen. Die Knoblauchzehe fein hacken, Tomaten brühen, abziehen und in Stückchen schneiden, dabei das kernige Mark zurücklassen. Den Knoblauch in dem Bratfett anrösten, die Tomatenstückchen hinzufügen und mit gehackter Petersilie, Origano, Salz und Pfeffer würzen. 5 Minuten schmoren lassen und das Beefsteak noch einmal in der Sauce erhitzen.

* italien. Majorangewürz

Serbische Ćevapčići (Fleischwürstchen)

(276 Kalorien) ¼ BE, 26 g E, 16 g F

100 g reines Beefsteakhack, 25 g Schweinehack oder
Bratwurstfleisch, Salz, Paprika, 1 Eßlöffel Olivenöl,
1 kleine Zwiebel

Das Fleisch vermischen und scharf und pikant mit Salz und
Paprika abschmecken. Mit nassen Händen halbfingerlange
Würstchen formen. In dem heißen Olivenöl von allen Seiten
knusprig braun braten oder mit Öl bestrichen im Grill bräunen. Dazu einen Teller mit in Würfel geschnittener Zwiebel
servieren. Die Ćevapčići werden darin vor dem Essen gewen-
det. Wer Zwiebel nicht mag, kann Würfel von Paprikaschoten
dafür nehmen.

Zürcher Geschnetzeltes

(255 Kalorien) ¼ BE, 16 g E, 18 g F

100 g Kalbsfilet oder Schnitzel, ½ Teelöffel Mehl,
1 kleine Zwiebel, 1 Eßlöffel Öl, 5 Eßlöffel Weißwein, Salz,
Pfeffer

Das Kalbfleisch mit einem scharfen Messer in dünne pfennig-
große Scheiben schneiden und leicht mit Mehl bestäuben. Die
Zwiebel in kleine Würfel schneiden. Das Öl zerlassen, die
Zwiebel glasig rösten und das Kalbfleisch hinzufügen. Bei star-
ker Hitze braten, bis das Fleisch zu bräunen beginnt. Mit dem
Weißwein aufgießen und 2–3 Minuten durchschmoren lassen.
Mit Salz und Pfeffer abschmecken.

Gegrilltes Hammelkotelett

(290 Kalorien) ∅ BE, 13 g E, 27 g F

1 zartes Hammelkotelett (150 g), 1 Knoblauchzehe, Salz,
Pfeffer, 1 Teelöffel Olivenöl

Den Grill gut vorheizen und den Grillrost mit etwas Öl bestreichen. Den Fettrand des Koteletts mit einem scharfen Mes-

ser ein paarmal einschneiden. Das Hammelkotelett von beiden Seiten mit der durchgeschnittenen Knoblauchzehe und Salz einreiben, pfeffern und mit Öl bepinseln. Im heißen Grill von jeder Seite 6–8 Minuten grillen. Der Fettrand soll goldbraun sein. Brunnenkresse dazu servieren.

Hähnchen — toskanische Art
(384 Kalorien) ⌀ BE, 38 g E, 20 g F

1/2 zartes Hähnchen (250 g), Salz, Rosmarin, Thymian,
1 Eßlöffel Olivenöl, 2 Tomaten

Das Hähnchen in 3 Teile zerlegen (Schenkel, Flügel, Brust) und mit Salz sowie zerriebenem Rosmarin und Thymian einreiben. Das Öl erhitzen und das Geflügel unter ständigem Wenden darin von allen Seiten knusprig braun braten. Die gebrühten, abgezogenen und in Stücke geschnittenen Tomaten hinzufügen und bei leichter Hitze im zugedeckten Topf auf dem Herd oder im Backofen bei starker Mittelhitze (225°) in 30 Minuten gar schmoren. Wenn nötig, ganz wenig Wasser nachgießen.

Hähnchen in der Folie
(310 Kalorien) ⌀ BE, 37 g E, 13 g F

1/2 Hähnchen (250 g), Salz, etwas Paprika,
1 Teelöffel Olivenöl, einige Blättchen Rosmarin

Das Hähnchen waschen, mit einem Tuch abtrocknen und leicht mit Salz und Paprika einreiben. Aluminiumfolie in reichlich doppelter Größe des Hähnchens schneiden und mit einem Teelöffel Olivenöl bestreichen. Das Hähnchen von beiden Seiten mit Rosmarin bestreuen und auf die Aluminiumfolie legen. Die Folie über dem Hähnchen zusammenschlagen, die Ränder übereinanderfalten und festdrücken, damit kein Saft entweichen kann. In eine feuerfeste Form legen und in den vorgewärmten Ofen schieben. Bei starker Hitze (250°) in 45 Minuten gar werden lassen, aus der Folie nehmen und mit dem angesammelten Saft auf einen vorgewärmten Teller geben. Soll das Hähnchen eine braune Kruste haben, dann reißt man nach

30 Minuten die obere Folie auf und läßt 15 Minuten die Hitze von oben einwirken.

Hirschkalbsteak — Förster Art
(253 Kalorien) $^1/_4$ BE, 22 g E, 15 g F

1 Hirschkalbsteak (125 g), Ingwerpulver, 15 g Butter zum Braten, Salz, 100 g Pfifferlinge, feingehackte Petersilie

Das Hirschkalbsteak mit Ingwerpulver einreiben und ungesalzen in heißer Butter von beiden Seiten braun braten. Salzen und warm stellen. Die gut abgetropften Pfifferlinge in das Bratfett geben und unter Schütteln heiß werden lassen. Mit Salz abschmecken und mit gehackter Petersilie vermischen. Auf das Steak häufen.

Jägerschnitzel
(250 Kalorien) $^1/_4$ BE, 17 g E, 18 g F

100 g Kalbsschnitzel, 2 Eßlöffel Champignons,
$^1/_2$ feingeschnittene Schalotte, $^1/_2$ Knoblauchzehe,
1 Eßlöffel Öl, $^1/_2$ Teelöffel Mehl, 3 Eßlöffel Wasser, Salz,
Petersilie

Die Champignons mit der Schalotte und dem Knoblauch in dem heißen Fett dünsten und dann herausnehmen. Das gesalzene Kalbsschnitzel in Mehl wenden und in dem Bratfett der Pilze von beiden Seiten braten. Champignons und Schalotte wieder hinzufügen, bevor mit Wasser aufgegossen wird. Die Sauce abschmecken. Beim Anrichten das Kalbsschnitzel mit den Champignons garnieren und gehackte Petersilie darüberstreuen.

Kalbfleischroulade
(300 Kalorien) $\emptyset$ BE, 19 g E, 20 g F

1 dünne Scheibe Kalbfleisch (100 g), Salz, Pfeffer,
50 g Champignons, 1 Eßlöffel geriebener Käse,
1 Eßlöffel Öl, 1 Tomate, etwas Rosmarin, knapp $^1/_2$ Tasse
Wasser, 2 Eßlöffel Milch, Fleischwürze

Das Kalbfleisch mit Salz und Pfeffer bestreuen. Die Champignons fein hacken und 1–2 Eßlöffel Champignons mit dem Käse vermischen. Die Paste auf die Roulade streichen und das Fleisch aufrollen. Mit einem Baumwollfaden zusammenbinden. Das Öl erhitzen und die Roulade darin von allen Seiten anbraten. Die gebrühte, abgezogene und in Viertel geschnittene Tomate, den Rosmarin und die restlichen Champignons hinzufügen und mit dem Wasser aufgießen. Gut zugedeckt in 45 Minuten gar schmoren lassen. Die Sauce mit Salz, Milch und Fleischwürze abschmecken und im offenen Topf etwas einkochen lassen.

Kalbshaxe auf bayerische Art
(250 Kalorien) $\emptyset$ BE, 20 g E, 10 g F

1 dicke Scheibe Kalbshaxe mit Knochen (ca. 300 g). –
Für den Sud: 1/2 l Salzwasser, 1/8 l Essig,
1 Bund Suppengrün, 1 in Scheiben geschnittene Zwiebel,
1/2 Lorbeerblatt, 1 Nelke, 3 Pfefferkörner, etwas Muskat

Die Kalbshaxe waschen, die übrigen Zutaten zu einem Sud aufstellen. Die Kalbshaxe in die kochende Flüssigkeit geben und in 1–1 1/2 Stunden darin garen. Die Haxe wird mit einem Teil des gesiebten Sudes und mit den Zwiebelringen serviert.

Kalbshaxe – italienische Art – Ossobuco
(411 Kalorien) 1 1/4 BE, 21 g E, 20 g F

1 dicke Scheibe Kalbshaxe mit Knochen (ca. 300 g),
etwas Mehl, 1 Eßlöffel Öl, Salz, 1/2 Mohrrübe,
1 Stückchen Sellerie, 1/2 kleine Zwiebel,
1 Eßlöffel Tomatenmark, etwas Salbei, Thymian,
Rosmarin, 2 Eßlöffel Weißwein

Die Kalbshaxe leicht mit Mehl bepudern, in dem heißen Öl von allen Seiten anbraten und salzen. Das in feine Streifen geschnittene Gemüse hinzufügen, ebenfalls kurz durchrösten und Tomatenmark und Gewürze an das Fleisch geben. Mit 6 Eßlöffeln Wasser und dem Wein aufgießen. Zugedeckt im Backofen bei mittlerer Hitze (200°) in 1 1/2 Stunden garen lassen. Wenn nötig, etwas Wasser nachgießen.

Gegrilltes Kalbskotelett

(250 Kalorien) ∅ BE, 24 g E, 15 g F

1 Scheibe Kalbskotelett (150 g), 1 Teelöffel Öl, Salz

Den Grill 8–10 Minuten vorheizen und den Grillrost einölen. Das Fleisch an den Knochen ein wenig einschneiden und zurückziehen. Mit Öl bepinseln und auf den Grillrost legen. Von jeder Seite etwa 3 Minuten grillen und mit Salz bestreuen.

Kalbsniere – Pariser Art

(284 Kalorien) ∅ BE, 16 g E, 19 g F

100 g Kalbsniere, 10 g Butter, Pfeffer, Salz,
50 g Champignons, 1 Eßlöffel Cognac, 1 Messerspitze
scharfer Senf, 1 Eßlöffel Sahne, 2 Eßlöffel Milch

Die von der Haut, Sehnen und Fett befreite Kalbsniere gleich vom Metzger in Scheiben schneiden lassen. Die Niere in der heißen Butter von beiden Seiten braten, bis sie nicht mehr blutig ist, und dann Pfeffer und Salz darüberstreuen. Die in Blätter geschnittenen Champignons hinzufügen und bei starker Hitze rösten, bis alle Flüssigkeit verdunstet ist. Mit Cognac aufgießen, nach 2 Minuten die mit Senf verquirlte Sahne und Milch hinzugeben. Aufkochen lassen und auf einen angewärmten Teller geben.

Kalbsschnitzel Côte d'Azur

(373 Kalorien) ∅ BE, 23 g E, 28 g F

1 Kalbsschnitzel (100 g), Salz, Pfeffer, 1 Eßlöffel Olivenöl,
1 Knoblauchzehe, 2 Tomaten, 1/2 dünne Scheibe gekochter
Schinken (30 g), 1 Eßlöffel gefüllte Oliven
(6 Stück = 30 g), Rosmarin

Das Kalbsschnitzel salzen und mit Pfeffer bestreuen. Das Öl in der Pfanne erhitzen, die Knoblauchzehe darin bräunen und wieder herausnehmen. Das Kalbsschnitzel in dem Öl von beiden Seiten in 7 Minuten hellbraun braten und warmstellen.

Die Tomaten brühen, abziehen und in kleine Stücke, den Schinken in Streifen und die Oliven in Scheiben schneiden. Die Tomaten mit etwas Rosmarin in die Pfanne geben und weitere 5 Minuten schmoren lassen. Mit Salz und Pfeffer abschmecken. Schinkenstreifen und Olivenscheiben hinzufügen und erhitzen. Das Kalbsschnitzel mit dem Tomaten-Oliven-Schinken-Gemisch belegen.

Römische Kalbsschnitzel − Saltimbocca
(322 Kalorien) ∅ BE, 22 g E, 24 g F

2 dünne Kalbsschnitzel (je 50 g), 1 dünne Scheibe roher Schinken (30 g), Salz, 2 Salbeiblätter, 1 Eßlöffel Öl, 3 Eßlöffel Weißwein

Die Kalbsschnitzel flach klopfen, nur leicht salzen und mit je einer halben Schinkenscheibe belegen. In die Mitte ein Salbeiblatt geben und die Schnitzel auf die Hälfte zusammenklappen. Mit einem Zahnstocher zusammenstecken. Öl in einer Pfanne erhitzen und die Kalbsschnitzel darin langsam von beiden Seiten in 12 Minuten gar braten. Aus der Pfanne nehmen und warm stellen. Den Bratensaft mit dem Wein aufgießen, 3 Minuten durchkochen lassen. Über die Kalbsschnitzel gießen.

Kalbssteak mit Orangen
(240 Kalorien) 3/4 BE, 16 g E, 16 g F

1 Scheibe Kalbsfilet (80 g), Pfeffer, Salz, 10 g Butter oder Margarine, 1 kleine Apfelsine (130 g)

Das Kalbssteak mit Pfeffer bestreuen und in dem heißen Fett von beiden Seiten langsam in 7 Minuten knusprig braun braten. Salzen und warmstellen. Die geschälte Apfelsine in Scheiben schneiden und in dem Bratfett schnell von beiden Seiten braten. Auf das Fleisch legen.

Gegrillte Leber
(227 Kalorien) 1/3 BE, 18 g E, 14 g F

100 g Kalbs- oder Schweineleber, 1 Eßl. Öl, Salz, Pfeffer

Den Grill gut vorheizen und die Leber von beiden Seiten mit dem Öl bestreichen. In dem heißen Grill von beiden Seiten bräunen und erst nach dem Grillen mit Salz bestreuen und mit etwas frischem Pfeffer aus der Pfeffermühle würzen. Die Leber kann ebensogut in dem heißen Öl in einer kunststoffbeschichteten Pfanne gebraten werden.

Geschnetzelte Leber
(298 Kalorien) 3/4 BE, 18 g E, 14 g F

100 g Kalbs- oder Schweineleber, 1 Teelöffel Mehl, Salz,
1 Eßlöffel Öl, 1/2 kleine Zwiebel, Salbei,
1/2 Glas Weißwein, Fleischwürze

Die Leber in feine Streifen schneiden. Das Mehl mit etwas Salz vermischen und die Leber damit bestäuben. Das Öl erhitzen und die Leber kurz darin anbraten. Die in Würfel geschnittene Zwiebel hinzufügen und glasig rösten. Mit etwas Salbei würzen. Mit dem Wein aufgießen, kurz durchkochen lassen. Mit Salz und Fleischwürze abschmecken. Sofort auftragen.

Matrosenfleisch
(263 Kalorien) 3/4 BE, 24 g E, 12 g F

100 g schieres Rindfleisch, Salz, Pfeffer, 1/2 kleine Zwiebel,
1 Eßlöffel Öl, 1/4 Lorbeerblatt, 1 Teelöffel Tomatenmark,
etwas Suppengemüse, 1/2 Knoblauchzehe,
2 Eßlöffel Rotwein, 1 Tasse Wasser

Das Fleisch in Würfel schneiden und mit Salz und Pfeffer vermischen. Die in Würfel geschnittene Zwiebel in dem heißen Fett hellgelb braten. Fleisch, Lorbeerblatt und Tomatenmark hinzufügen. Das in Streifen geschnittene Suppengemüse sowie die halbe, feinzerdrückte Knoblauchzehe an das Fleisch geben. Das Matrosenfleisch so lange durchschmoren, bis es anzusetzen beginnt. Erst dann mit dem Wein und dem Wasser aufgießen. Nach einer Schmorzeit von 2 Stunden das Fleisch noch einmal mit Salz und Pfeffer abschmecken, bevor es aufgetragen wird.

Minutengulasch

(230 Kalorien) ¹/₄ BE, 22 g E, 12 g F

100 g Rinderfilet, 1 kleine Zwiebel, 1 Eßlöffel Öl,
1 Teelöffelspitze Paprika, 3 Eßlöffel Wasser, Salz

Das Fleisch mit einem scharfen Messer in sehr kleine Würfel
schneiden, ebenso die Zwiebel. Das Öl in einer Pfanne erhitzen
und bei starker Hitze Fleisch und Zwiebel darin unter ständigem
Wenden solange braten, bis das Fleisch zu bräunen beginnt. Mit
Paprika bestreuen, mit Wasser ablöschen. 1 Minute kochen lassen, mit Salz abschmecken.

Tessiner Peperonisteak

(350 Kalorien) ¹/₄ BE, 24 g E, 23 g F

1 Filetsteak (100 g), 2 Eßlöffel Olivenöl, Salz, Pfeffer,
1 Gläschen Weinbrand, 1 kleine Zwiebel, 1 Knoblauchzehe,
100 g eingelegte, rote Paprikastreifen

Steak in erhitzte Pfanne geben, 1 Minute braten und wenden.
Einen Eßlöffel Öl hinzufügen und von beiden Seiten 8 Minuten
braun braten. Mit Salz und Pfeffer bestreuen, mit Weinbrand
übergießen und anzünden. Während der Bratzeit in einer zweiten Pfanne mit dem restlichen Öl Zwiebelscheiben sowie die
feingehackte Knoblauchzehe anbraten, die Paprikastreifen
hinzufügen. 5 Minuten durchrösten, auf das Steak häufen.

Pariser Schnitzel

(285 Kalorien) ⌀ BE, 19 g E, 21 g F

1 Kalbsschnitzel (100 g), ¹/₂ verquirltes Ei,
1 Eßlöffel Öl, ¹/₂ Teelöffel Mehl, Salz, Pfeffer

Das Schnitzel klopfen, salzen, mit Pfeffer bestreuen, leicht in
Mehl wenden. Öl erhitzen und das Fleisch in dem verquirlten Ei

wenden. In das heiße Öl geben und von beiden Seiten langsam in etwa 8 Minuten goldgelb braten.

Französisches Pfeffersteak
(248 Kalorien) ∅ BE, 27 g E, 16 g F

1 Steak (100 g), 1 Eßlöffel grobgemahlener Pfeffer,
Salz, 1 Eßl. Öl, 1 Glas Cognac, 5 g Butter

Steak in dem Pfeffer wenden und diesen fest andrücken. Steak in erhitzte Pfanne geben. 1 Minute braten lassen und umdrehen. Das Öl hinzufügen, erneut wenden und 8 Minuten braten. Cognac über das Steak gießen, anzünden und das Steak darin wenden. Die Butter auf dem Steak zerschmelzen lassen.

Poulardenleber vom Spießchen
(270 Kalorien) 1/3 BE, 20 g E, 19 g F

100 g tiefgekühlte Poulardenleber, 50 g kleine
Champignons, Paprika, 10 g durchwachsener Speck,
1 Eßlöffel Öl, Salz

Den Grill vorheizen und den Grillrost mit Öl bepinseln. Die Leber etwas auftauen lassen, in Viertel schneiden. Die Champignons putzen oder Dosenpilze gut abtropfen lassen. Abwechselnd Leber, mit Paprika bestreut, Speckscheiben und Pilze auf ein Spießchen reihen und mit Öl bestreichen. Im vorgeheizten Grill etwa 6 Minuten unter Wenden gar grillen. (Leberstücke innen noch rosa!) Mit Salz bestreuen.

Ragout Marengo
(300 Kalorien) 1/2 BE, 20 g E, 17 g F

125 g Kalbfleisch, 1 Teelöffel Mehl, 1 Eßlöffel Olivenöl,
1/2 kleine Zwiebel, 30 g Champignons,
1 Teelöffel Tomatenmark, 1/8 l Wasser oder Fleischbrühe,
Salz, 2 Eßlöffel Weißwein

Das Fleisch in Würfel schneiden, in Mehl wenden, in einem eisernen Schmortopf in dem Öl braun braten und herausnehmen. Die kleingeschnittene halbe Zwiebel an das Bratfett geben und hellgelb rösten. Die feinblättrig geschnittenen Pilze dazugeben und ebenfalls durchrösten, das Tomatenmark hinzufügen und in dem geschlossenen Topf in etwa 40 Minuten weich dünsten. Dann den Wein an das Fleisch geben und im offenen Topf weitere 10 Minuten kochen lassen.

Rebhuhn in der Folie
(258 Kalorien) ⏀ BE, 26 g E, 15 g F

1/2 junges Rebhuhn, Salz, Pfeffer, Rosmarin, 5 g Butter,
2 hauchdünne Scheiben Speck

Die Rebhuhnhälfte waschen und mit einem Tuch abtrocknen. Mit Salz, Pfeffer und etwas Rosmarin einreiben. Eine Aluminiumfolie (3mal so groß wie das Rebhuhn) mit Butter bestreichen. Das Rebhuhn mit den beiden Speckscheiben belegen und in die Aluminiumfolie geben. Die Folie über dem Rebhuhn zusammenfalten und sorgfältig schließen. Im vorgeheizten Backofen in 30 Minuten bei starker Hitze (250°) garen. In der Folie zu Tisch bringen. Das Fleisch des Rebhuhns soll am Knochen noch zartrosa sein.

Gefüllte Rindsroulade
(350 Kalorien) 1/4 BE, 23 g E, 26 g F

150 g Rouladenfleisch, Salz, Pfeffer, Senf,
2 Scheiben Zwiebel, 1 Stückchen Gewürzgurke,
1 Eßlöffel Öl, 1 Tomate, etwas Rosmarin, 1/8 l Wasser,
2 Eßlöffel Milch, Fleischwürze

Das Rouladenfleisch mit Salz und Pfeffer bestreuen und mit Senf bestreichen. Die Zwiebelscheiben in Streifen schneiden und mit dem Gurkenstück in die Roulade einrollen. Mit einem Baumwollfaden oder einem Zahnstocher zusammenhalten. In dem Öl von allen Seiten anbraten. Die gebrühte, abgezogene, zerschnittene Tomate und etwas Rosmarin hinzufügen und mit dem Wasser aufgießen. In 1½ Stunden zugedeckt gar schmoren lassen. Die Sauce zusammen mit der Milch im offenen Topf etwas einkochen lassen und mit der Fleischwürze abschmecken.

Rindfleisch mit Meerrettich
(220 Kalorien) ⅓ BE, 16 g E, 16 g F

1 Scheibe (100 g) gekochtes Rindfleisch,
2 Eßlöffel Brühe, 1 Stückchen Meerrettich

Von gekochtem Suppenfleisch (von der Zubereitung einer Fleischbrühe) eine dicke Scheibe von 100 g abschneiden und auf den vorgewärmten Teller geben. Mit der Brühe übergießen, damit das Fleisch saftig bleibt. Den Meerrettich auf der feinen Seite einer Rohkostreibe raffeln und zu dem Fleisch geben. Wer lieber Senf dazu ißt, läßt den Meerrettich fort.

GEMÜSE UND SALATE
(Näheres über bedingt anrechnungsfähige und anrechnungsfreie Gemüse und Salate siehe Seite 129.)

Artischocken à la provençale
(215 Kalorien) 2 BE, 6 g E, 10 g F

3 kleine, junge Artischocken (300 g), ½ kleingeschnittene
Zwiebel, ½ Knoblauchzehe, 1 Eßlöffel Olivenöl,
1 Tomate, ½ Tasse Wasser, Salz, Pfeffer

Die Artischocken von den welken Blättern befreien, die spitzen Blätter bis zur Hälfte abschneiden und die Artischocken vierteln. Zwiebelwürfel und zerdrückte Knoblauchzehe in dem Öl anrösten und die Artischocken hinzufügen. Durchbraten, die abgezogene, geviertelte Tomate und das Wasser sowie Salz und Pfeffer an das Gemüse geben. Zugedeckt 15 Minuten schmoren lassen. Den Deckel abnehmen und kochen lassen, bis das Wasser verdunstet ist. Die Artischocken sollen zum Schluß leicht angebraten in dem Öl brutzeln.

Artischocke vinaigrette
(181 Kalorien) 1¹/₂ BE, 3 g E, 10 g F

1 dicke Artischocke, Zitronensaft, 1 Eßlöffel Essig,
1 Eßlöffel Öl, 1 kleine Zwiebel, Salz, Pfeffer,
1 Messerspitze Senf, gehackte Petersilie

Stiel und oberen Teil der Artischocke abschneiden und die
Schnittflächen mit etwas Zitronensaft beträufeln. In Salzwasser
mit einem Zusatz von Zitronensaft in ca. 30 Minuten weich
kochen. Die Staubfäden herausziehen und die Artischocke zum
Servieren in eine Serviette schlagen. Für die Vinaigrette die
restlichen Zutaten zu einer Marinade verrühren. Die Artischok-
kenblätter ablösen und in die Sauce tauchen. Das Beste ist der
Boden der Artischocke.

Bohnentopf
(474 Kalorien) 3 BE, 20 g E, 23 g F

150 g Hammelkotelett mit Knochen, 1 Teelöffel Öl,
400 g grüne Bohnen, 150 g Kartoffeln, 1 große oder
2 kleine Tomaten, Salz, Bohnenkraut, Thymian,
1 Tasse Wasser, Petersilie zum Bestreuen

Das Fleisch in dem heißen Öl von beiden Seiten hellbraun
braten. Die geputzten, in Stücke gebrochenen Bohnen sowie die
in Würfel geschnittenen Kartoffeln und die abgezogene, geviertelte Tomate hinzufügen. Salz und Kräuter darüberstreuen
und mit dem Wasser aufgießen. In 40 Minuten im festgeschlos-
senen Topf garen lassen. Zum Schluß mit viel feingehackter
Petersilie bestreuen.

Gebratene Auberginen
(233 Kalorien) ³/₄ BE, 9 g E, 16 g F

2 kleine oder 1 große Aubergine (250 g),
1 Teelöffel Mehl, 1 Eßlöffel Olivenöl, 1 Ei, Salz

Die gewaschenen Auberginen schälen, in dicke Scheiben schneiden und in Mehl wenden. Das Öl erhitzen. Das Ei mit Salz

verquirlen und die Auberginenscheiben darin wenden. In dem heißen Öl von beiden Seiten goldbraun braten. Sofort auftragen, weil das Gemüse sonst weich wird.

Auberginen — spanische Art
(163 Kalorien) 1 BE, 3 g E, 10 g F

2 kleine oder 1 große Aubergine (250 g),
1 kleine Zwiebel, 2 kleine Tomaten, 1 Eßlöffel Olivenöl,
Salz, Pfeffer

Die Auberginen schälen und in Würfel schneiden. Zwiebel und die gebrühten, abgezogenen Tomaten ebenfalls in Würfel schneiden. Die Zwiebel in dem Öl glasig rösten, die Auberginenwürfel hinzufügen und durchschmoren. Zuletzt die Tomatenwürfel an das Gemüse geben. Mit Salz und Pfeffer würzen und in 15 Minuten gar schmoren.

Blumenkohl mit Butter
(162 Kalorien) ⌀ BE, 10 g E, 8 g F

1 kleiner Blumenkohl, ¹/₂ l entfettete Fleischbrühe,
Muskat, 10 g Butter

Den geputzten Blumenkohl in die kochende Brühe geben und in etwa 20 Minuten gar kochen lassen. Gut abgetropft auf eine Platte legen, mit einem Hauch Muskat überpudern und entweder die Butter in Flöckchen auf den Blumenkohl geben oder vorher in einem Töpfchen zerlassen und dann darübergießen. Die Brühe wird als entfettete Fleischbrühe weiter in der Diät verwendet. Bei einer Abmagerungsdiät muß auf die Butter verzichtet werden. Blumenkohl ist ein anrechnungsfreies Gemüse.

Grüne Bohnen aus Dosen
(142 Kalorien) ³/₄ BE, 4 g E, 8 g F

200 g grüne Bohnen, 1 Stengelchen Bohnenkraut,
Thymian, 10 g Butter, Salz, 1 Prise Pfeffer,
1 Eßlöffel feingehackte Petersilie

Die grünen Bohnen mit dem Bohnenwasser und den Kräutern aufkochen und auf ein Sieb zum Abtropfen geben. Die Butter zerlassen, die Bohnen hineingeben und durchschwenken. Mit Salz und Pfeffer abschmecken. Zum Schluß mit der gehackten Petersilie bestreuen.

Grüne Bohnen mit Tomaten
(168 Kalorien) 1 BE, 4 g E, 10 g F

200 g frische grüne Bohnen oder 150 g tiefgekühlte junge Brechbohnen, 1 kleine Zwiebel, 1 Eßlöffel Öl,
100 g Tomaten, Rosmarin, 5 Eßlöffel heißes Wasser, Salz, Petersilie

Die grünen Bohnen waschen, abziehen und in Stücke brechen. Die tiefgekühlten Bohnen unaufgetaut verwenden. Die Zwiebel in Würfel schneiden und in dem Öl glasig braten. Die Tomaten brühen, abziehen und in kleine Stückchen schneiden. In das Öl geben und kurz durchschmoren. Die Bohnen hinzufügen sowie den Rosmarin und das heiße Wasser. Mit Salz würzen. Bei leichter Hitze die tiefgekühlten Bohnen in 12 Minuten, die frischen Bohnen in 25 Minuten gar dünsten. Mit gehackter Petersilie bestreuen.

Fenchelgemüse mit Tomaten
(235 Kalorien) 1¹/₂ BE, 4 g E, 15 g F

1 Fenchelknolle (150 g), 1 Eßlöffel Olivenöl,
1 Knoblauchzehe, Salz, 1 Eßlöffel Tomatenmark,
6–8 Eßlöffel Wasser, 1 Eßlöffel Sahne

Die geputzte Fenchelknolle in feine Streifen schneiden. Das Öl erhitzen, die Knoblauchzehe darin bräunen, herausnehmen und das Fenchelgemüse in das Öl geben. 10 Minuten dünsten lassen und salzen. Das Tomatenmark hinzufügen und so viel Wasser, daß eine dickliche Sauce entsteht. Zugedeckt weitere 10 Minuten schmoren lassen. Zum Schluß die Sahne und feingehacktes Fenchelgrün unter das Gemüse geben.

Chicorée — belgische Art
(202 Kalorien) ⌀ BE, 2 g E, 18 g F

2–3 Kolben Chicorée (250 g), 10 g Butter, Salz, Pfeffer,
evtl. 1 Knoblauchzehe, 2 Eßlöffel Sahne, einige Tropfen
Fleischwürze

Von dem gewaschenen Chicorée mit einem spitzen Messer den
bitteren Keil am unteren Ende des Kolbens herauslösen. Das
Gemüse tropfnaß in die heiße Butter geben, mit Salz und Pfeffer bestreuen und mit geschlossenem Deckel in 15–20 Minuten
gar schmoren. Nach Geschmack ein Stückchen zerdrückte Knoblauchzehe hinzufügen. Den Topfdeckel abnehmen. Wenn das
Gemüse zu bräunen beginnt, die Sahne hinzugießen und durchkochen lassen. Mit ein paar Tropfen Fleischwürze abrunden.
Chicorée ist ein anrechnungsfreies Gemüse.

Broccoli*

(168 Kalorien) $^2/_3$ BE, 6 g E, 11 g F

150 g Broccoli (frisch oder tiefgekühlt), 10 g Butter,
1 Eßlöffel Parmesankäse, Salz

Frischen Broccoli waschen und putzen. Zwei Tassen Wasser mit
einem halben Teelöffel Salz zum Kochen bringen. Den tiefgekühlten Broccoli unaufgetaut hinzufügen. 12 Minuten kochen
lassen und auf ein Sieb zum Abtropfen geben. Die Butter in
einer Pfanne zerschmelzen, den Parmesankäse hinzufügen, hellgelb rösten und über den Broccoli gießen.

Broccoli — italienische Art
(142 Kalorien) $^3/_4$ BE, 3 g E, 10 g F

150 g Broccoli (frisch oder tiefgekühlt),
1 Eßlöffel Olivenöl, Salz, Saft $^1/_2$ Zitrone

* ein italienisches Gemüse, »Spargelkohl«.

Den frischen Broccoli waschen und putzen. Zwei Tassen Wasser mit einem halben Teelöffel Salz zum Kochen bringen und den tiefgekühlten Broccoli unaufgetaut hinzufügen. 12 Minuten kochen und auf einem Sieb abtropfen lassen. Das Olivenöl mit dem Zitronensaft verrühren und über den Broccoli gießen. Warm oder kalt servieren.

Chicoréegemüse
(154 Kalorien) ∅ BE, 5 g E, 11 g F

3 Kolben Chicorée (250 g), Salz, 10 g Butter,
1 Eßlöffel geriebener Käse

Von den Chicoréekolben mit einem spitzen Messer den bitteren Keil am unteren Ende entfernen. Das Gemüse in kochendem Salzwasser in 15–20 Minuten gar ziehen lassen. Auf ein Sieb zum Abtropfen geben. Die Butter zerlassen und den Käse darin hellgelb rösten. Über den Chicorée gießen. Chicorée ist ein anrechnungsfreies Gemüse.

Gemüseeintopf
(332 Kalorien) 2 BE, 18 g E, 11 g F

50 g Beefsteakhack, Salz, Pfeffer, 1 Eßlöffel Öl,
1/2 kleiner Kopf Spitzkohl oder Wirsingkohl,
2 Mohrrüben, 2 junge Zwiebeln, 1 Handvoll grüne
Bohnen, 2 Tomaten, 1/8 l entfettete Fleischbrühe, Salz,
Paprika, 1 Eßlöffel gehackte Kräuter (Dill, Kerbel,
Petersilie)

Das Beefsteakhack mit Salz und Pfeffer abschmecken, in das heiße Öl geben und anbraten. Den in Streifen geschnittenen Kohl, die Mohrrüben- und Zwiebelscheiben sowie die geputzten, in Stückchen gebrochenen Bohnen hinzufügen. Die gebrühten, abgezogenen Tomaten in Viertel geteilt an das Gemüse geben. Mit der Fleischbrühe aufgießen, mit Salz und Paprikapulver würzen und zugedeckt in 45 Minuten gar kochen. Mit den gehackten Kräutern bestreut auftragen.

Gefüllte Gurken
(349 Kalorien) 1 BE, 26 g E, 15 g F

2 kleine dicke Gurken, 100 g Beefsteakhack, Salz, Pfeffer,
1 Eßlöffel Semmelbrösel, 1/2 verquirltes Ei,
1 Eßlöffel Wasser, 1 kleine Zwiebel, 1 Eßlöffel Öl,
1 Tomate, 1 Tasse Wasser, 1 Eßlöffel Essig,
1 Tablette Süßstoff, 1 Teelöffel feingehackter Dill

Die Gurke schälen, der Länge nach halbieren und die Kerne
herausschaben. Das Hackfleisch mit Salz, Pfeffer, Semmelbröseln, Ei, 1 Eßlöffel Wasser und der in Würfel geschnittenen
Zwiebel vermischen. Die Gurken damit füllen, je 2 Hälften
zusammensetzen und mit einem Baumwollfaden zusammenbinden. In dem heißen Öl anbraten, die abgezogene, in Stücke
geschnittene Tomate hinzufügen und mit Wasser und Essig aufgießen. Im geschlossenen Topf in 30 Minuten gar schmoren.
Die Gurken herausnehmen und die Sauce etwas einkochen lassen. Mit Salz, Süßstoff und fein gehacktem Dill abschmecken.
Gurke ist ein anrechnungsfreies Gemüse.

Gurkengemüse
(180 Kalorien) 1/4 BE, 1 g E, 10 g F

750 g reife Gurke oder Salatgurke, 15 g durchwachsener
Speck, 2 Tomaten, 6 Eßlöffel Wasser, 1 Eßlöffel Essig,
Salz, Pfeffer, 1 Tablette Süßstoff, 2 Eßlöffel Milch,
1 Teelöffel feingehackter Dill

Die Salatgurke schälen, der Länge nach durchschneiden und mit
einem Löffel die Kerne herausschaben. In fingerdicke Stücke
schneiden. Den Speck in Würfel schneiden, glasig braten und
die Gurkenstückchen hinzufügen. Unter Rühren etwas an-
schmoren lassen. Die gebrühten, abgezogenen Tomaten in Stücke
schneiden und hinzufügen. Mit dem Wasser und Essig aufgießen. Mit Salz, Pfeffer und Süßstoff würzen und im zugedeckten Topf bei leichter Hitze in etwa 20 Minuten gar kochen
lassen. Das fertige Gemüse mit der Milch vermischen, aufkochen lassen und den Dill unter das Gurkengemüse geben.
Gurke ist ein anrechnungsfreies Gemüse.

Bratkartoffeln
(255 Kalorien) 3 BE, 3 g E, 10 g F

3 gekochte Pellkartoffeln vom Vortag (je 80 g),
1 Eßlöffel Öl, Salz, Pfeffer

Die Bratkartoffeln in einer kunststoffbeschichteten Pfanne zubereiten. Die Kartoffeln abziehen und in dünne Scheiben schneiden. Das Öl erhitzen und die Kartoffeln hinzugeben. Warten, bis die untere Schicht goldgelb gebacken ist, wenden und mit Salz und Pfeffer würzen. Bei leichter Hitze die Kartoffeln unter Wenden von allen Seiten knusprig braten.

Gebackene Kümmelkartoffeln
(205 Kalorien) 3 BE, 3 g E, 3 g F

4 kleine Kartoffeln (je 60 g), Salz, etwas Kümmel,
1 Teelöffel Öl

Die Kartoffeln gründlich waschen, ungeschält halbieren und mit der Schnittfläche in Salz und Kümmel tauchen. Ein Backblech leicht fetten (für dieses Rezept reicht ein Tortenblech) und die Kartoffeln darauf setzen. Mit dem restlichen Öl bestreichen und im vorgeheizten Ofen bei schwacher Mittelhitze (180°) in 40 Minuten gar backen. (Siehe Abb. nach S. 112.)

Kartoffelpüree
(205 Kalorien) $3^1/_4$ BE, 5 g E, 1 g F

3 mittelgroße Kartoffeln (je 80 g), 4 Eßlöffel Milch, Salz

Die Kartoffeln schälen, in Stückchen schneiden und weichkochen. Abgießen und gut abdämpfen lassen. Durch die Kartoffelpresse drücken und mit der heißen Milch mit einem Schneebesen verrühren. Tüchtig durchschlagen, bis das Püree schaumig ist. Mit Salz abschmecken.

Kartoffelschnee

(110 Kalorien) 2 BE, 3 g E, $\emptyset$ F

2 mittelgroße Kartoffeln (je 80 g), Salz

Die Kartoffeln schälen, in Stücke schneiden und knapp mit Wasser bedeckt unter Hinzugabe von Salz gar kochen. Abgießen, gut abdämpfen lassen und durch die Kartoffelpresse drükken.

Kohl mit Hackfleisch

(210 Kalorien) 3/4 BE, 16 g E, 11 g F

250 g Weiß- oder Wirsingkohl, 50 g Beefsteakhack,
1/2 Zwiebel, Salz, Pfeffer, 1 Eßlöffel Öl, 1 Tasse Wasser

Den gesäuberten Weiß- oder Wirsingkohl in feine Streifen schneiden. Das Fleisch mit der feingeschnittenen Zwiebel, Salz und Pfeffer vermischen. Das Fett erhitzen und das in Stückchen zerteilte Fleisch darin bräunen. Den Kohl unter das Fleisch mischen und unter Rühren 10 Minuten durchrösten. Mit dem Wasser aufgießen und das Gemüse im geschlossenen Topf in 45 Minuten weichdünsten. Zuletzt das Kohlgemüse mit Salz und Pfeffer abschmecken.

Französisches Kohlpüree

(137 Kalorien) 1/2 BE, 5 g E, 8 g F

250 g Wirsingkohl, Salz, Pfeffer, 10 g Butter

Den Kohl in grobe Stücke schneiden und in Salzwasser weichkochen. Den abgetropften Kohl durch eine Fleischmaschine passieren oder in dem Mixer pürieren und den Kohl erneut aufkochen. Das Kohlpüree mit Salz, Pfeffer und Butter abschmecken.

Kohlrabigemüse
(133 Kalorien) $^3/_4$ BE, 4 g E, 8 g F

2 kleine, junge Kohlrabiköpfe (250 g), $^1/_2$ Tasse Wasser,
Salz, 10 g Butter, 1 Teelöffel Mehl, Muskat

Die Kohlrabi schälen und in feine Scheiben schneiden, das zarte
Grün der Kohlrabiblätter aufrollen und in Streifen schneiden.
Mit dem Wasser und etwas Salz bestreut aufsetzen. In 15 bis
20 Minuten zugedeckt gar kochen. Inzwischen die Butter mit
dem Mehl zu einem kleinen Teig verkneten. Das Butterbällchen
in das kochende Gemüse geben. Durchkochen lassen und mit
geriebenem Muskat abschmecken.

Kohlrabirohkost
(145 Kalorien) $1^1/_4$ BE, 4 g E, 3 g F

2 große, feste Tomaten, 2 kleine, junge Kohlrabiköpfe
(250 g), 2 Eßlöffel Joghurt, etwas Zitronensaft,
feingehackter Dill, Senf, etwas Süßstoff, 1 Teelöffel Öl,
geriebener Meerrettich

Von den Tomaten einen Deckel abschneiden und die Früchte
aushöhlen. Die Kohlrabi dünn schälen und fein reiben, die
Herzblätter fein wiegen. Den Joghurt mit allen Geschmackszu-
taten mit einem Schneebesen kräftig schlagen. Das Kohlrabi-
gemüse mit Joghurtsauce vermischen.
Den Salat in die Tomaten füllen.

Kohltopf mit Hammelfleisch
(411 Kalorien) $2^1/_2$ BE, 16 g E, 19 g F

120 g Hammelkotelett mit Knochen, 1 Teelöffel Öl,
2 Tomaten, 400 g Weißkohl, 1 Messerspitze Kümmel,
100 g Kartoffeln, $^1/_8$–$^1/_4$ l Wasser, Salz, Pfeffer

Das Hammelkotelett in einem Kochtopf in dem heißen Öl
langsam von beiden Seiten knusprig braun braten. Die abgezogenen, zerschnittenen Tomaten, den Kohl und den grob ge-

hackten Kümmel hinzufügen und unter Rühren durchrösten.
Mit ⅛ l Wasser aufgießen. Nach einer halben Stunde die in
Würfel geschnittenen Kartoffeln hinzufügen. Zugedeckt in einer
Stunde gar schmoren lassen, eventuell noch etwas Wasser nach-
gießen. Mit Salz und Pfeffer abschmecken.

Kohlrouladen (Krautwickel)
(343 Kalorien) 1 BE, 36 g E, 13 g F

1 Kopf Weißkohl, 150 g Beefsteakhack, 1 kleine Zwiebel,
Salz, Pfeffer, 1 Eßlöffel Öl, 1 Eßlöffel Tomatenmark,
1 Zwiebel, 2 Nelken, ⅛ l Wasser

Von dem gebrühten Kohl 6 schöne Blätter ablösen. Die dicken
Enden flach schneiden. Einen Teil des restlichen Kohls fein wiegen (etwa 8 Eßlöffel voll) und mit Beefsteakhack, der feingeschnittenen Zwiebel, Salz und Pfeffer vermischen. Je 3 Kohl-
blätter aufeinanderlegen und den Fleischteig daraufgeben. Gut
einrollen und mit einem Baumwollfaden umwickeln. In dem Öl
von allen Seiten anbraten. Das Tomatenmark hinzufügen sowie eine mit 2 Nelken gespickte Zwiebel. Mit dem Wasser aufgießen. Zugedeckt auf dem Herd oder im Backrohr in 2 Stunden gar schmoren lassen.

Mohrrübengemüse
(148 Kalorien) 1 BE, 2 g E, 10 g F

200 g Mohrrüben, 1 Eßlöffel Olivenöl, ½ Tasse Wasser,
Salz, Pfeffer, Petersilie

Die Mohrrüben schaben, waschen und in Scheiben schneiden.
Das Olivenöl erhitzen und die tropfnassen Mohrrüben hineingeben. Unter Schütteln 5 Minuten durchschmoren lassen. Mit
dem Wasser aufgießen und das Salz hinzufügen. Bei geschlossenem Topf in 10–15 Minuten weichdünsten lassen (die Kochzeit richtet sich nach den Mohrrüben – je älter sie sind, desto
länger die Kochzeit). Mit frischgemahlenem Pfeffer überstreuen
und viel feingehackte Petersilie daruntermischen.

Paprikagemüse
(208 Kalorien) 1¹/₄ BE, 5 g E, 12 g F

2 Paprikaschoten (200 g), 1 kleine Zwiebel,
1 Eßlöffel Olivenöl, 2 Tomaten, Salz

Die Paprikafrüchte waschen, entkernen und der Länge nach in
Streifen schneiden. Die in Scheiben geschnittene Zwiebel in dem
Öl glasig braten und die Paprikastreifen hinzufügen. Unter
Schütteln braten lassen. Die Tomaten brühen, abziehen und in
Stückchen schneiden. Nach 10 Minuten zu dem Paprikagemüse
geben und alles unter Rühren durchrösten. 5 Eßlöffel Wasser
und Salz hinzufügen. In 15 Minuten bei leichter Hitze im ge-
schlossenen Topf weichdünsten.

Paprikakraut
(178 Kalorien) 1 BE, 5 g E, 11 g F

1 Paprikaschote, 1 Eßlöffel Öl, 150 g Sauerkraut,
1 Messerspitze Paprikapulver, ¹/₂ Glas Wein

Die Paprikaschote entkernen und in Streifen schneiden. In dem
Öl bei leichter Hitze andünsten. Das Sauerkraut hinzufügen,
mit dem Paprikapulver bestreuen und mit dem Wein aufgießen.
Zugedeckt bei leichter Hitze in 60 Minuten gar dünsten lassen.
Wenn nötig, noch etwas Wasser nachgießen.

Gefüllte Paprikaschoten
(455 Kalorien) 3¹/₂ BE, 42 g E, 8 g F

2 Paprikaschoten, 30 g Reis, 150 g Beefsteakhack,
¹/₂ kleine Zwiebel, Salz, Pfeffer, 250 g Tomaten, Rosmarin,
1 Teelöffel Öl

Von den Paprikaschoten am Stielende Deckelchen abschneiden
und die Früchte entkernen. Den Reis mit reichlich Wasser und
etwas Salz in 6 Minuten halbweich kochen und auf ein Sieb
geben. Hackfleisch, geriebene Zwiebel und Reis vermischen und
herzhaft mit Salz und Pfeffer abschmecken. In die Paprika-

schote füllen. Die zerschnittenen Tomaten mit Rosmarin und Salz mit ganz wenig Wasser weichkochen und durch ein Sieb geben. Eine feuerfeste kleine Form mit dem Öl ausstreichen und die Paprikaschoten hineinsetzen. Mit der Tomatensauce übergießen. Mit dem Deckel bedeckt in den mittelwarmen Backofen (200°) geben und in 50 Minuten gar dünsten lassen. (Siehe Abb. vor S. 113.)

Porree im eigenen Saft
(155 Kalorien) 1 BE, 3 g E, 8 g F

3 mittelgroße Porreestangen (ca. 400 g), 10 g Butter,
Salz, Pfeffer, Saft ¹/₂ Zitrone

Die Wurzeln und das grüne Ende der Porreestangen abschneiden, so daß nur noch die weißen Stangen übrigbleiben. Das Porreegemüse sehr gründlich waschen. Die Butter in einem gut schließenden Topf zerlassen und den tropfnassen Porree hineingeben. Im geschlossenen Topf in 15–20 Minuten weichdünsten. Mit Salz und Pfeffer würzen und mit etwas Zitronensaft beträufeln.

Rosenkohl
(174 Kalorien) 1 BE, 8 g E, 12 g F

200 g frischer oder 150 g tiefgekühlter Rosenkohl,
1 Eßlöffel Öl, ¹/₄ Tasse Wasser, Salz, Muskat,
Fleischwürze

Frischen Rosenkohl putzen und waschen, tiefgekühlten Rosenkohl unaufgetaut verwenden. Das Öl erhitzen und den Rosenkohl hinzufügen. Das Gemüse unter Schwenken des Topfes auftauen lassen. Das Wasser dazugeben und das Gemüse salzen. Den tiefgekühlten Rosenkohl in 10 Minuten und den frischen Rosenkohl in 20 Minuten im zugedeckten Topf bei leichter Hitze gar schmoren. Mit geriebenem Muskat bestreuen und mit Fleischwürze abschmecken.

Sauerkraut
(95 Kalorien) ⌀ BE, 4 g E, ⌀ F

250 g Sauerkraut, 3 Wacholderbeeren,
1 Stückchen Lorbeerblatt, ¹/₂ Tasse Weißwein,
2 Würfel Süßstoff, Schale von einem säuerlichen Apfel

Das Sauerkraut mit allen Zutaten aufsetzen und im geschlossenen Kochtopf 30 Minuten kochen lassen. Die Apfelschale vor dem Anrichten herausnehmen.

Spargel mit Butter
(122 Kalorien) ⌀ BE, 3 g E, 8 g F

300 g Spargel, Salz, 10 g Butter

Vom gewaschenen Spargel die holzigen Enden abschneiden, die Spargelstangen sorgfältig schälen und mit einem Baumwollfaden zu einem Bündel zusammenbinden. Die Spargelschalen in leicht gesalzenem Wasser auskochen und dann den Spargel hineingeben. In 25–30 Minuten gar kochen und die Spargel gut abtropfen lassen. Auf einen angewärmten Teller geben und die Köpfe mit der zerlassenen Butter übergießen. Die Kochbrühe des Spargels für Suppe verwenden. Spargel ist ein anrechnungsfreies Gemüse.

Junger Spinat
(83 Kalorien) ⌀ BE, 5 g E, 4 g F

250 g junger Spinat, 5 g Butter, Salz

Den jungen Spinat sorgfältig waschen und verlesen. Auf einem Sieb abtropfen lassen. Tropfnaß bei leichter Hitze aufkochen lassen, bis er zusammenfällt. Mit Salz abschmecken und mit der frischen Butter vermischen. Spinat ist ein anrechnungsfreies Gemüse.

96

Spinatgemüse
(83 Kalorien) ⌀ BE, 5 g E, 4 g F

250 g tiefgekühlter Spinat, Salz, Muskat,
1 Teelöffel Butter, 1 Eßlöffel Milch

Den Spinat nach Vorschrift im Kochtopf auftauen lassen, kurz durchkochen und mit Salz, Muskat, Butter und Milch abschmecken. Spinat ist ein anrechnungsfreies Gemüse.

Spinatsoufflé
(241 Kalorien) ⌀ BE, 22 g E, 10 g F

500 g frischer Spinat oder 300 g tiefgekühlter Spinat, Salz,
Muskat, 1 Ei, 1 Eiweiß, 5 g Butter für die Form

Den Spinat sorgfältig waschen und tropfnaß aufkochen lassen. Gut abgetropft durch die Fleischmaschine oder den Mixer geben. Tiefgekühlten Spinat auftauen lassen. Mit Salz und Muskat abschmecken und mit dem Eigelb vermischen. Die beiden Eiweiß steif schlagen und unter das Spinatgemüse mischen. Eine kleine Auflaufform mit der Butter ausstreichen und das Spinatgemüse hineinfüllen. Im vorgeheizten Ofen in 20 bis 25 Minuten gar backen. Sofort servieren. Spinat ist ein anrechnungsfreies Gemüse.

Gegrillte Tomaten
(64 Kalorien) ⌀ BE, 1 g E, 4 g F

2 mittelgroße Tomaten, Salz, Pfeffer, 1 Teelöffel Butter

Die gewaschenen Tomaten sorgfältig abtrocknen. Die Früchte auf der Rundung kreuzweise mit einem scharfen Messer einschneiden und die angeschnittene Haut etwas zurückziehen. Die offene Stelle salzen, pfeffern und mit je einem kleinen Butterstückchen besetzen. Auf den geölten Grillrost setzen und im vorgeheizten Grill 6–8 Minuten grillen lassen. Tomaten sind ein anrechnungsfreies Gemüse.

Gegrillte Tomaten — italienische Art
(136 Kalorien) 1/2 BE, 2 g E, 10 g F

2 mittelgroße Tomaten, Salz, Pfeffer, 1 Eßlöffel Olivenöl,
Petersilie, 1 Knoblauchzehe, 1 Eßlöffel Semmelbrösel

Den Backofen oder Grill vorheizen. Die Tomaten quer zur
Blüte in zwei Hälften teilen, salzen, pfeffern und auf eine ge-
ölte, feuerfeste Platte setzen. Die Petersilie hacken, die Knoblauchzehe fein wiegen, mit den Semmelbröseln und dem restlichen Öl vermischen und auf die Tomatenhälften streichen. In
den vorgeheizten Grill geben und in 10 Minuten goldbraun
grillen. Tomaten sind ein anrechnungsfreies Gemüse.

Bohnensalat
(110 Kalorien) 1 BE, 5 g E, 3 g F

250 g Brechbohnen oder Wachsbohnen, Wasser, Salz,
Bohnenkraut, 1 Eßlöffel Essig, 1 Teelöffel Öl,
1/2 kleine Zwiebel, gehackte Petersilie

Die geputzten Bohnen knapp mit Wasser bedeckt unter Hinzugabe von Salz und Bohnenkraut gar kochen und auf ein Sieb
zum Abtropfen geben. Essig, Öl, Salz, in Würfel geschnittene
Zwiebel, gehackte Petersilie und etwas Bohnenkochwasser zu
einer Marinade vermischen und über die noch warmen Bohnen
geben. 1 Stunde im Kühlschrank durchziehen lassen. Bei Boh-
nenkonserven reichen 200 g Bohnen aus.

Chicoréesalat mit Krabben
(235 Kalorien) 1/3 BE, 16 g E, 12 g F

60 g tiefgekühlte oder frische Krabben, 2 Kolben Chicorée
(180 g), 1 Eßlöffel Senfgurke, 1 Eßlöffel Mayonnaise,
2 Eßlöffel magerer Quark, 2 Eßlöffel Milch,
1 Teelöffel Essig, Salz, 1/2 Teelöffel Curry

Tiefgekühlte Krabben auftauen lassen. Den bitteren Keil am
unteren Ende der Chicorée herausstechen. Die Chicorée in

feine Scheiben, Senfgurke in feine Streifen schneiden. Die Mayonnaise mit Quark, Milch, Essig, Salz und Curry zu einer glatten Sauce verrühren. Die Salatzutaten miteinander vermischen und mit der Mayonnaise übergießen. Chicorée ist ein anrechnungsfreies Gemüse.

Chicoréesalat
(90 Kalorien) ⊘ BE, 2 g E, 3 g F

2 Kolben Chicorée (180 g), 1 Eßlöffel Essig, je eine Messerspitze Senf, Salz, Pfeffer, 1 Teelöffel Olivenöl, 1 Eßlöffel Milch

Von den Chicoréekolben mit einem spitzen Messer den bitteren Zapfen entfernen und den Chicorée in Blätter zerlegen. Essig, Senf, Salz, Pfeffer, Öl und Milch mit einer Gabel gründlich zu einer Marinade verschlagen. Den Chicorée auf einem Teller anrichten und unmittelbar vor dem Auftragen mit der Marinade übergießen. Chicorée ist ein anrechnungsfreies Gemüse.

Endiviensalat
(75 Kalorien) ⊘ BE, 2 g E, 3 g F

1/2 Kopf Endiviensalat, 1/2 kleine Zwiebel, 1 Eßlöffel Essig, 1 Teelöffel Öl, 1 Eßlöffel Milch, Salz, Pfeffer

Den Salat waschen und gut abtropfen lassen. Ganz feinstreifig aufschneiden, die Zwiebel in feine Würfel. Aus Essig, Öl, Milch, Salz und Pfeffer eine Marinade zubereiten und über den Salat und die Zwiebelwürfel geben. Etwas durchziehen lassen. Endivien sind ein anrechnungsfreies Gemüse.

Feldsalat (Rapunzelsalat)
(40 Kalorien) 1/4 BE, 1 g E, ⊘ F

100 g Feldsalat, 1/2 kleine Zwiebel, 1 Eßlöffel Essig, 2 Eßlöffel Milch, 1/2 Teelöffel Senf, Salz

Den Feldsalat gut waschen und in einem Tuch trocken schwenken. Die feingeschnittene Zwiebel mit Essig, Milch, Senf und Salz gründlich verquirlen und mit dem Salat vermischen. Feldsalat ist ein anrechnungsfreies Gemüse.

Gurkensalat
(45 Kalorien) $^1/_4$ BE, 1 g E, 2 g F

$^1/_2$ Salatgurke, Salz, Pfeffer, 2 Eßlöffel Joghurt,
1 Eßlöffel Milch, 1 Messerspitze Senf,
1 Eßlöffel feingehackter Dill, Schnittlauch oder Petersilie

Die Salatgurke schälen und entweder in dünne Scheiben schneiden oder auf der groben Seite der Rohkostreibe raffeln. Mit Salz und Pfeffer bestreuen, etwas durchziehen lassen. Alle Salatzutaten gründlich miteinander verrühren und über die Gurke gießen. Gurke ist ein anrechnungsfreies Gemüse.

Gurken-, Tomaten-Salat
(45 Kalorien) $^1/_4$ BE, 1 g E, $\emptyset$ F

1 Stückchen Salatgurke, 2 Tomaten, Salz, 1 Eßlöffel Essig,
2 Eßlöffel Milch, etwas geriebener Meerrettich
(aus der Tube), 1 Messerspitze Senf, gehackter Dill oder
Basilikum

Die Gurke in feine Scheiben schneiden, die Tomaten, quer zur Blüte, ebenfalls. Mit Salz bestreuen und etwas ziehen lassen. Essig, Milch, Meerrettich und Senf zu einer Marinade verrühren und über die Salatzutaten gießen. Mit Kräutern bestreuen.

Kartoffelsalat
(315 Kalorien) $3^1/_3$ BE, 5 g E, 11 g F

3 mittelgroße Pellkartoffeln (je 80 g), Salz, Pfeffer, Essig,
$^1/_2$ Salzgurke, 1 Eßlöffel Mayonnaise, 2 Eßlöffel Milch,
1 Messerspitze Senf, etwas feingewiegter Dill und
Petersilie

Die Pellkartoffeln noch warm abziehen, in Würfel schneiden und mit etwas Salz, Pfeffer und Essig würzen. Die ebenfalls in Würfel geschnittene Gurke hinzufügen. Die Mayonnaise mit Milch, Senf und Kräutern verrühren und mit dem Kartoffelsalat vermischen. Durchziehen lassen.

Kopfsalat
(30 Kalorien) 1/4 BE, 1 g E, ⌀ F

1/2 Kopf Salat, 1 Eßlöffel Essig, 1 Messerspitze Senf, Salz, Pfeffer, 2 Eßlöffel Milch, 1 Eßlöffel gehackte Kräuter (Dill, Kerbel, Schnittlauch)

Die gut gewaschenen Salatblätter sorgfältig in einem Tuch ausschwenken und in eine Schüssel geben. Den Essig mit den übrigen Zutaten gründlich zu einer Marinade verrühren und über den Salat gießen. Kopfsalat ist anrechnungsfrei.

Bunter Kopfsalat
(64 Kalorien) 2/3 BE, 2 g E, ⌀ F

1/2 Kopf grüner Salat, 1 Mohrrübe oder 4 kleine Frühlingszwiebeln, 6 Radieschen, Saft 1/2 Zitrone, 2 Eßlöffel Milch, 1 Messerspitze Senf, 1 Eßlöffel feingewiegte Kräuter (Dill, Schnittlauch, Kerbel)

Die Salatblätter waschen und trockenschwenken. Die geputzte Mohrrübe auf der Rohkostreibe raffeln. Frühlingszwiebeln im ganzen an den Salat geben. Die gewaschenen Radieschen in Scheiben schneiden. Für die Marinade Zitronensaft, Milch, Senf und Kräuter gründlich miteinander verrühren und über die Salatzutaten gießen. Sofort auftragen.

Kopfsalat mit Joghurt
(59 Kalorien) 1/4 BE, 3 g E, 1 g F

1/2 Kopf grüner Salat, 3 Eßlöffel Joghurt, 1/2 Zitrone, 1/2 Teelöffel Senf, 1 kleine Zwiebel, Salz, Pfeffer,

2 Eßlöffel gemischte frische Kräuter (Dill, Kerbel,
Petersilie, 1 Blättchen Estragon)

Den Kopfsalat sorgfältig waschen und in einem Salatsieb oder
in einem sauberen Küchentuch ausschwenken, bis die Blätter
ganz trocken sind. Joghurt, Zitronensaft, Senf, die in kleine Würfel geschnittene Zwiebel, Salz und Pfeffer zu einer Marinade
verrühren. Die Salatblätter mit den feingehackten Kräutern
vermischen und die Joghurtmarinade darüber gießen. Sofort
auftragen.

Kopfsalat mit Orangen
(73 Kalorien) 1 BE, 1 g E, ⌀ F

¹/₂ Kopf Salat, 1 mittelgroße Apfelsine (170 g),
3–4 Süßstofftabletten

Den Salat gut waschen und in einem Tuch trockenschwenken.
Eine geschälte halbe Apfelsine quer zur Blüte mit einem scharfen Messer in dünne Scheiben schneiden und mit dem Salat
vermischen. Die andere halbe Apfelsine auspressen, eventuell
etwas Zitronensaft und die aufgelösten Süßstofftabletten hinzufügen, über den Salat gießen und sofort auftragen.

Kressesalat
(50 Kalorien) ⌀ BE, ⌀ E, 3 g F

¹/₂ Päckchen Kresse, ¹/₂ Eßlöffel Essig, 1 Teelöffel Olivenöl,
Salz

Die Kresse sorgfältig waschen und in einem Tuch leicht ausschwenken. Essig, Öl und Salz mit einer Gabel verschlagen und
erst unmittelbar vor dem Auftragen über die Kresse geben.
Kresse wird schnell welk.

Mohrrübensalat
(60 Kalorien) 1 BE, ⌀ E, ⌀ F

1 Mohrrübe (80 g), ¹/₂ kleiner Apfel (50 g),
Saft von ¹/₂ Zitrone, 6 Süßstofftabletten

Die geputzte Mohrrübe und den geschälten Apfel auf der feinen Seite der Rohkostreibe raffeln. Den Süßstoff in dem Zitronensaft auflösen und über das Mohrrüben-Apfelgemisch geben.

Paprikasalat
(83 Kalorien) $^1/_2$ BE, 2 g E, 4 g F

1 grüne Paprikaschote, $^1/_2$ kleine Zwiebel,
1 Teelöffel Öl, 1 Eßlöffel Essig, Salz

Die Paprikaschote auf dem Blech im Backofen erhitzen, bis die feine, harte Schale springt, die abgezogen wird. Die Paprika der Länge nach halbieren, entkernen und in feine Streifen schneiden. Die Zwiebel wird in feine Würfel geschnitten und mit Öl, Essig und Salz zu einer Marinade verrührt, die über die Paprika gegossen wird. Eine Stunde durchziehen lassen und die Paprika ohne die Marinade servieren.

Bunter Sommersalat
(60 Kalorien) $^1/_2$ BE, 2 g E, $\emptyset$ F

$^1/_4$ Salatgurke, 2 Tomaten, 1 kleiner Rettich,
1 Eßlöffel Essig, Salz, Senf, gehackter Dill und
Schnittlauch

Die geschälte Salatgurke auf der groben Seite der Rohkostreibe hobeln, die kurz gebrühten Tomaten abziehen und in Scheiben schneiden, den geschälten Rettich auf der feinen Seite der Rohkostreibe raffeln. Alles vermischen. Essig, Salz und Senf miteinander vermengen und über die Salatzutaten gießen. Mit den gehackten Kräutern bestreuen.

Bunter Wintersalat
(159 Kalorien) 1 BE, 1 g E, 10 g F

$^1/_2$ Fenchelknolle (75 g), $^1/_2$–1 Stange Bleichsellerie (60 g),
$^1/_2$ Mohrrübe, 30 g Feldsalat, $^1/_2$ Zitrone, 1 Eßlöffel Öl,
Salz, Pfeffer

Den Fenchel und den Bleichsellerie von holzigen Stellen und welken Blättern befreien und gut waschen. Die Mohrrübe schaben und waschen, den Feldsalat besonders gründlich waschen. Den Fenchel auf der groben Seite der Rohkostreibe raffeln, die Mohrrübe in feine Streifen raspeln, den Bleichsellerie in Stückchen schneiden. Alle Salatzutaten miteinander vermischen. Die zartesten Blätter des Fenchels fein wiegen. Zitronensaft, Öl, Salz und Pfeffer gründlich zu einer Marinade verquirlen, die Fenchelblätter hinzugeben und über den Salat gießen.

Sauerkrautsalat

(177 Kalorien) ³/₄ BE, 3 g E, 10 g F

150 g rohes Sauerkraut, 1 Stückchen Mohrrübe,
1 kleine Gewürzgurke, ¹/₂ säuerlicher Apfel,
1 Prise Kümmel, 1 Teelöffel Olivenöl, 1 Teelöffel Essig,
etwas Senf

Das Sauerkraut mit dem Messer ein paarmal quer durchschneiden. Die geputzte Mohrrübe auf der feinen, die Gurke und den Apfel auf der groben Seite der Rohkostreibe raffeln und mit dem Sauerkraut und dem Kümmel vermischen. Öl, Essig und Senf mit einer Gabel zu einer Marinade vermischen und über das Sauerkraut geben.

Spargelsalat

(87 Kalorien) ∅ BE, 2 g E, 3 g F

250 g Spargelabschnitte, Salz, 1–2 Eßlöffel Essig,
1 Teelöffel Olivenöl, 1 Eßlöffel Milch

Den gut geschälten Spargel knapp mit Wasser bedeckt, unter Zusatz von etwas Salz, gar kochen. Etwas Spargelwasser mit Essig, Öl und Milch verquirlen, eventuell etwas Salz hinzufügen und den Spargel 1 Stunde durchziehen lassen. Man kann den Spargelsalat natürlich auch aus Dosenspargel zubereiten. Spargel ist ein anrechnungsfreies Gemüse.

Tomatensalat
(99 Kalorien) ¹/₄ BE, 2 g E, 3 g F

3 mittelgroße Tomaten, 1 kleine Zwiebel, 1 Eßlöffel Essig,
1 Teelöffel Öl, Salz, Pfeffer, Basilikum

Die Tomaten quer zur Blüte in Scheiben schneiden, die Zwiebel in Würfel. Den Essig mit Öl, Salz und Pfeffer vermischen und über Tomaten und Zwiebel geben. Mit frischem oder getrocknetem Basilikum bestreuen. Tomaten sind ein anrechnungsfreies Gemüse.

EIERSPEISEN

Bismarck-Ei
(185 Kalorien) ∅ BE, 12 g E, 14 g F

¹/₂ dünne Scheibe gekochter Schinken,
1 Teelöffel geriebener Käse, etwas Butter, 1 Ei, Salz,
1 Salatblatt

Den feingehackten Schinken mit dem Käse vermischen. Das Ei in eine ausgefettete Tasse oder ein feuerfestes Glasförmchen schlagen, etwas Salz, Schinken und Käse darüber geben. Die Tasse oder das Förmchen zugedeckt etwa 10 Minuten in kochendes Wasser stellen, damit das Ei stockt. Das Bismarck-Ei auf ein Salatblatt stürzen.

Omelett mit Champignons
(311 Kalorien) ∅ BE, 22 g E, 20 g F

100 g Champignons, 10 g Butter, Petersilie, Salz,
2 Eßlöffel Milch, 2 Eier, 1 Eiweiß

Die geputzten Champignons in feine Scheiben schneiden und in 5 g Butter mit feingewiegter Petersilie schwenken. Salz und Milch hinzufügen. Bei starker Hitze kurz einkochen lassen. Die beiden Eier mit dem Eiweiß und Salz verschlagen. In einer kleinen Pfanne die restliche Butter erhitzen und die Eimasse hineingeben. Unter Schütteln auf der Unterseite goldgelb bakken, mit den Champignons füllen und auf die Hälfte zusammenfalten.

Omelette niçoise

(350 Kalorien) 1/2 BE, 17 g E, 26 g F

1/2 Aubergine, 1 kleine Zwiebel, 1 kleine Tomate,
1 Knoblauchzehe, 1 Eßlöffel Olivenöl, Salz, Pfeffer,
5 g Butter, 2 Eier, 1 Eiweiß, 1 Eßlöffel Wasser

Die halbe Aubergine sowie die Zwiebel schälen und in Würfel schneiden, die abgezogene Tomate ebenfalls würfelig schneiden. Die Auberginen- und Zwiebelwürfel in dem Öl 10 Minuten schmoren lassen. Tomatenwürfel sowie feingewiegte Knoblauchzehe hinzugeben und bei starker Hitze schmoren, bis die Flüssigkeit verdampft ist. Mit Salz und Pfeffer würzen. 5 g frische Butter hinzufügen. Die Eier mit dem Eiweiß und etwas Salz mit einer Gabel verschlagen und über die Auberginenwürfel gießen. Die Omelettmasse unter Schütteln in der Pfanne erstarren lassen.

Omelett mit Geflügelleber
(390 Kalorien) 1/4 BE, 31 g E, 27 g F

50 g Geflügelleber (frisch oder tiefgekühlt),
1/2 Teelöffel Mehl, Salz, 15 g Butter, 50 g Champignons,
2 Eier, 1 Eiweiß

Die Geflügelleber in kleine Stückchen schneiden und in Mehl, mit Salz vermischt, wenden. 10 g Butter erhitzen, die Leberstückchen ganz kurz darin braten und die blättrig geschnittenen Champignons hinzufügen. Die beiden Eier mit dem Eiweiß und etwas Salz gründlich verschlagen. Die restliche Butter in einer zweiten Pfanne erhitzen und die Eimasse hineingeben. Unter Schütteln von der Unterseite goldgelb braten. Das Omelett mit der Geflügelleber belegen und zusammenklappen.

106

Omelett mit feinen Kräutern
(230 Kalorien) ⌀ BE, 19 g E, 16 g F

2 Eier, 1 Eiweiß, 1 Prise Salz, 2 Teelöffel feingehackte
Kräuter (Dill, Kerbel, Petersilie, Schnittlauch), 5 g Butter

Die Eier, das Eiweiß und etwas Salz mit einer Gabel gründlich verschlagen und zum Schluß mit den Kräutern vermischen. Eine kleine Pfanne erhitzen, das Fett hineingeben und die Eimasse in das sehr heiße Fett gießen. Das Omelett unter Schütteln auf der Unterseite goldgelb braten und aus der Pfanne auf einen vorgewärmten Teller gleiten lassen, dabei das Omelett auf die Hälfte zusammenklappen.

Omelett mit Spargel und Schinken
(436 Kalorien) ⌀ BE, 30 g E, 26 g F

2 Eier, 1 Eiweiß, 1 Prise Salz, 10 g Butter,
200 g gekochter Spargel, 50 g fettfreier Schinken

Die Eier, das Eiweiß und das Salz mit einer Gabel gründlich verschlagen. Eine kleine Pfanne erhitzen, 5 g Butter hineingeben und die Eimasse in das heiße Fett gießen. Das Omelett unter Schütteln auf der Unterseite goldgelb braten. Aus der Pfanne auf einen vorgewärmten Teller gleiten lassen. Den feinstreifig geschnittenen Schinken in der restlichen Butter durchschwenken. Auf das Omelett geben und dieses auf die Hälfte zusammenfalten. Den gekochten, heißen Spargel, gut abgetropft, neben dem Omelett anrichten.

Eier Aurora
(316 Kalorien) ⌀ BE, 16 g E, 15 g F

1/2 Dose geschälte Tomaten oder 250 g frische Tomaten,
1 Eßlöffel Öl, 1/2 kleine Zwiebel, 1 Messerspitze Paprika,
Salz, Rosmarin, 2 Eier

Die Tomaten aus der Dose im Mixer zerkleinern oder durch ein grobes Sieb streichen. Das Öl erhitzen und die feingeschnittene Zwiebel darin anrösten, mit Paprika bestreuen und mit Tomatenmark aufgießen. Salz und Rosmarin hinzufügen und die Sauce 15 Minuten einkochen lassen. Inzwischen die Eier 7 Minuten kochen, halbieren und mit der Tomatensauce übergießen.

Baskisches Rührei
(324 Kalorien) $^2/_3$ BE, 17 g E, 23 g F

*1 grüne Paprikaschote, 1 Eßlöffel Olivenöl,
2 kleine Tomaten, 2 Eier, 2 Eßlöffel Wasser, Salz*

Die Paprikaschote entkernen und in Streifen schneiden. In dem Öl bei leichter Hitze langsam weichdünsten. Die Tomaten in heißem Wasser brühen, abziehen, in kleine Stückchen schneiden und zu den Paprikastreifen geben. Die Eier mit Wasser und Salz mit dem Schneebesen vermischen, bis sich ein feiner Schaum gebildet hat. Über das Paprika-Tomatengemisch gießen und nur eben erstarren lassen. Sofort auftragen.

Rührei mit Bückling
(399 Kalorien) $\emptyset$ BE, 28 g E, 29 g F

*100 g Bückling, 10 g Butter, 2 Eier, 2 Eßlöffel Wasser, Salz,
Schnittlauch*

Das Bücklingsfleisch sorgfältig entgräten und in kleine Stücke zerteilen. Die Butter zerlassen, das Bücklingsfleisch hineingeben und durchbraten. Die Eier mit Wasser und Salz verschlagen, bis sich ein feiner Schaum gebildet hat, und über den Fisch gießen. Während des Erstarrens mit einer Gabel auflockern. Das flockige Rührei mit Schnittlauch bestreut auftragen.

Rührei mit Champignons
(264 Kalorien) $\emptyset$ BE, 15 g E, 20 g F

*1 kleine Dose Champignons (50 g), gehackte Petersilie,
10 g Butter, 2 Eier, 2 Eßlöffel Wasser, Salz, Pfeffer*

Die abgetropften Champignons in Scheiben schneiden und mit etwas gehackter Petersilie in der Butter erhitzen. Die Eier, Wasser, Salz und Pfeffer mit dem Schneebesen vermischen, bis sich ein feiner Schaum gebildet hat. Die Eimasse über die Pilze in die Pfanne gießen und während des Erstarrens mit einer Gabel auflockern. Das Rührei soll weich und flaumig sein.

Rührei mit Käse
(326 Kalorien) ⌀ BE, 17 g E, 26 g F

20 g durchwachsener Speck, 2 Eier, 2 Eßlöffel Wasser, Salz,
1 Eßlöffel geriebener Käse, etwas feingeschnittener
Schnittlauch

Den Speck in Würfel schneiden und in einer Pfanne glasig braten. Die Eier mit Wasser, Salz und Käse verquirlen. Die Eimasse über den Speck gießen und das stockende Rührei vom Pfannenboden lockern. Sowie die Eimasse ganz gestockt ist, wird die Pfanne von der Kochstelle genommen. Das flaumige Rührei mit Schnittlauch bestreuen.

Rührei mit Schnittlauch
(142 Kalorien) ⌀ BE, 10 g E, 10 g F

1 Ei, 1 Eiweiß, Salz, 5 g Butter, Schnittlauch

Das Ei mit dem Eiweiß und etwas Salz mit einer Gabel gut verschlagen. Die Butter in einer kunststoffbeschichteten Pfanne zerlassen, die Eier hineingeben und während des Erstarrens mit einer Gabel auflockern. Reichlich mit feingeschnittenem Schnittlauch bestreuen und sofort auftragen.

Rührei mit Tomaten
(305 Kalorien) ⌀ BE, 15 g E, 20 g F

1/2 kleine Zwiebel, 15 g Butter, 2 kleine Tomaten, Salz,
Pfeffer, 2 Eier, 2 Eßlöffel Wasser

Die Zwiebel in kleine Würfel schneiden und in 10 g Butter glasig braten. Die Tomaten in Scheiben und dann in Würfel schneiden und zu den Zwiebelwürfeln geben. 5 Minuten durchschmoren und mit Salz und Pfeffer abschmecken. Die Eier mit dem Wasser und etwas Salz verschlagen, bis sich ein feiner Schaum gebildet hat. Die restlichen 5 g Butter in einer kunststoffbeschichteten Pfanne erwärmen und die Eimasse in die Pfanne gießen. Während des Erstarrens mit einer Gabel auflockern. Die Tomatenwürfel in einem breiten Streifen auf das fertige Rührei geben.

Spiegeleier
(253 Kalorien) ⌀ BE, 14 g E, 20 g F

2 Eier, 10 g Butter, Salz

Die Eier in das heiße Fett schlagen und erstarren lassen, dabei die Pfanne hin und wieder etwas schütteln, damit die Eier nicht ansetzen. Nur den weißen Rand der Eier leicht salzen.

Spiegelei — englische Art
(198 Kalorien) ⌀ BE, 7 g E, 16 g F

1 dünne Scheibe Speck, 5 g Butter, 1 mittelgroße Tomate,
1 Ei, Salz, Pfeffer

In einer kunststoffbeschichteten kleinen Pfanne die Speckscheibe in der Butter glasig braten, die halbierte Tomate von beiden Seiten in dem Fett braten und das Ei über den Speck schlagen. Erstarren lassen und leicht würzen.

MEHLSPEISEN

Bircher-Benner Müesli
(215 Kalorien) $2^1/_3$ BE, 3 g E, 7 g F

1 gehäufter Eßlöffel Haferflocken, 3 Eßlöffel Wasser,
Saft von $^1/_2$ Zitrone, 1 Eßlöffel Dosenmilch, 1großer Apfel
oder 150 g Beerenfrüchte, 1 Eßlöffel geriebene Haselnüsse

Die Haferflocken am Vorabend mit dem Wasser einweichen. Am nächsten Morgen den Zitronensaft und die Dosenmilch unter die Haferflocken rühren. Den gewaschenen Apfel ungeschält auf einer Rohkostreibe raffeln, die Beeren mit einer Gabel zerdrücken und mit dem Haferbrei vermischen. Das Müesli mit den geriebenen Nüssen bestreuen und sofort essen.

Käsesoufflé
(380 Kalorien) $\emptyset$ BE, 27 g E, 26 g F

2 Eier, 1 Eiweiß, Salz, Pfeffer, Muskat, 35 g geriebener Käse, Fett für die Form

Die Eigelb in einer Schüssel in 10 Minuten schaumig rühren. Die Gewürze an die Eimasse geben sowie den Käse. Zuletzt den steifgeschlagenen Schnee von 3 Eiern unterziehen. In einer kleinen, gut gefetteten Auflaufform im vorgeheizten Backofen bei mittlerer Hitze (200°) 15 Minuten goldgelb backen. Sofort auftragen.

Risotto
(190 Kalorien) 2³/₄ BE, 5 g E, 13 g F

1 kleine Zwiebel, 1 Eßlöffel Olivenöl, 40 g Rundkornreis, knapp ¹/₄ l Fleischbrühe, Salz, Pfeffer, 1 Eßlöffel geriebener Parmesankäse

Die Zwiebel in kleine Würfel schneiden und in dem Öl leicht anrösten. Den ungewaschenen Reis hinzufügen. Unter Umrühren so lange rösten, bis er glasig ist. Nach und nach die Brühe in kleinen Mengen dazugießen, dabei hin und wieder den Reis mit einer Gabel auflockern. Wenn der Reis die ganze Flüssigkeit aufgesaugt hat, nach etwa 20 Minuten, ist der Risotto gar. Er wird mit Salz und Pfeffer abgeschmeckt und vor dem Auftragen mit dem Parmesankäse vermischt.

Bologneser Spaghetti
(470 Kalorien) 3²/₃ BE, 21 g E, 14 g F

1 Eßlöffel Olivenöl, 1 mittelgroße Zwiebel,
1 kleine Mohrrübe, 50 g Beefsteakhack, 250 g Tomaten,
Rosmarin, Salz, Paprika, 2 Eßlöffel Milch,
50 g Spaghetti, 1 Eßlöffel geriebener Käse

Das Öl erhitzen und die in Würfel geschnittene Zwiebel darin glasig rösten. Die kleingeschnittene Mohrrübe und das Fleisch hinzufügen und alles zusammen hellbraun braten lassen. Die Tomaten brühen, abziehen und in Stücke geschnitten zu dem Fleisch geben. Mit Rosmarin, Salz und Paprika würzen und 30 Minuten im zugedeckten Topf schmoren lassen. Zum Schluß die Sauce mit der Milch vermischen und noch einmal durchkochen lassen. Die in gewohnter Weise gekochten Spaghetti auf einen angewärmten Teller geben, mit der Sauce übergießen und mit dem geriebenen Käse bestreuen.

Überbackener Tomatenreis
(454 Kalorien) 3¹/₂ BE, 12 g E, 21 g F

1 Eßlöffel Öl, 1 kleine Zwiebel, 40 g Reis, 250 g Tomaten,
knapp ¹/₄ l entfettete Fleischbrühe, 25 g gekochter
Schinken, 1 Eßlöffel geriebener Käse, Fett für die Form

Das Öl in einem Schmortopf erhitzen und die in Würfel geschnittene Zwiebel und den ungewaschenen Reis darin glasig braten. Die gebrühten, abgezogenen Tomaten in Stücke schneiden und zu dem Reis hinzugeben. Mit der Fleischbrühe aufgießen und im offenen Topf in 15 Minuten körnig kochen. Den Schinken in Streifen schneiden und unter den Reis mischen. In eine kleine gefettete Auflaufform füllen, mit geriebenem Käse bestreuen und im Ofen überkrusten, bis der Käse goldbraun ist.

Abb. rechts: Gebackene Kümmelkartoffeln
(Vergl. Rezept S. 90)

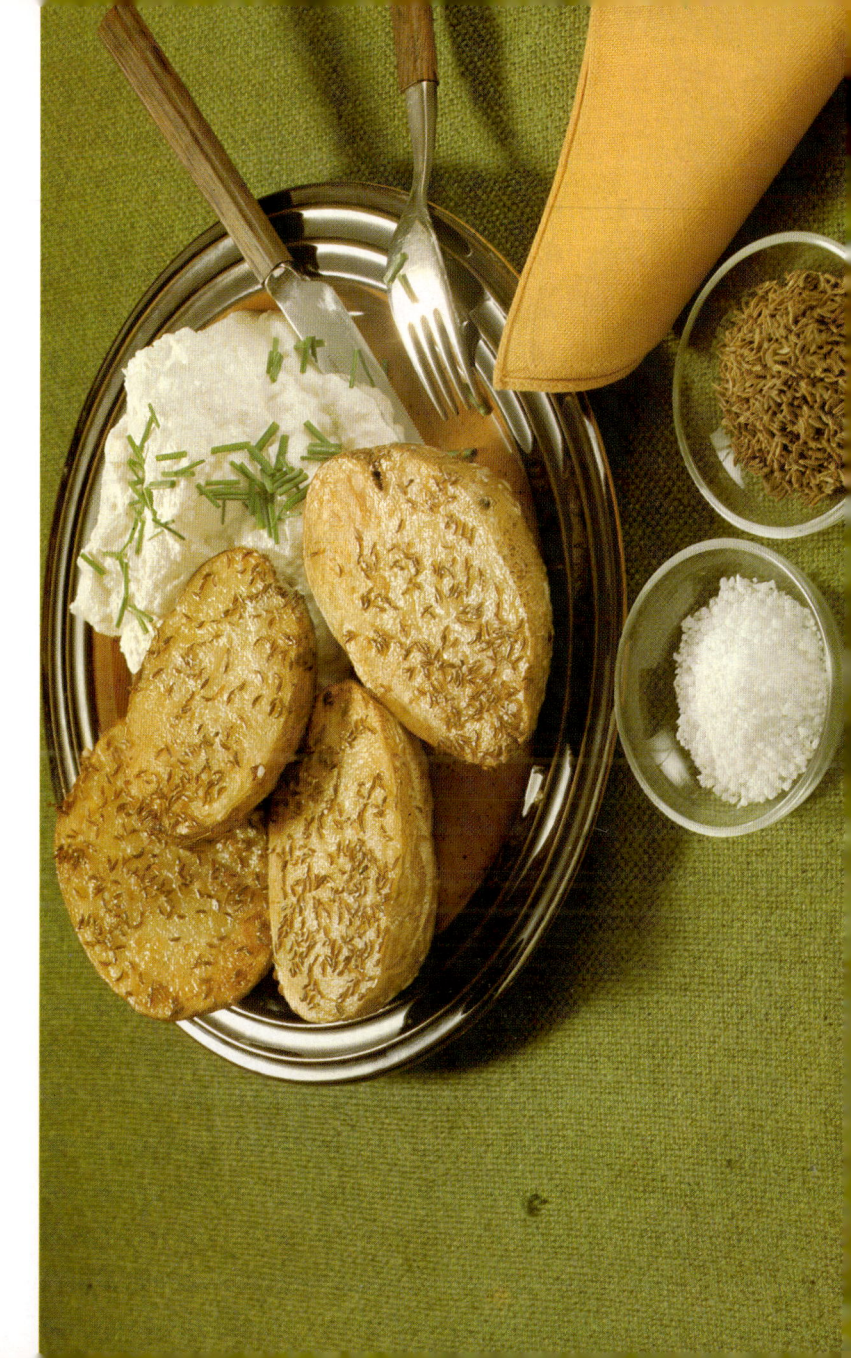

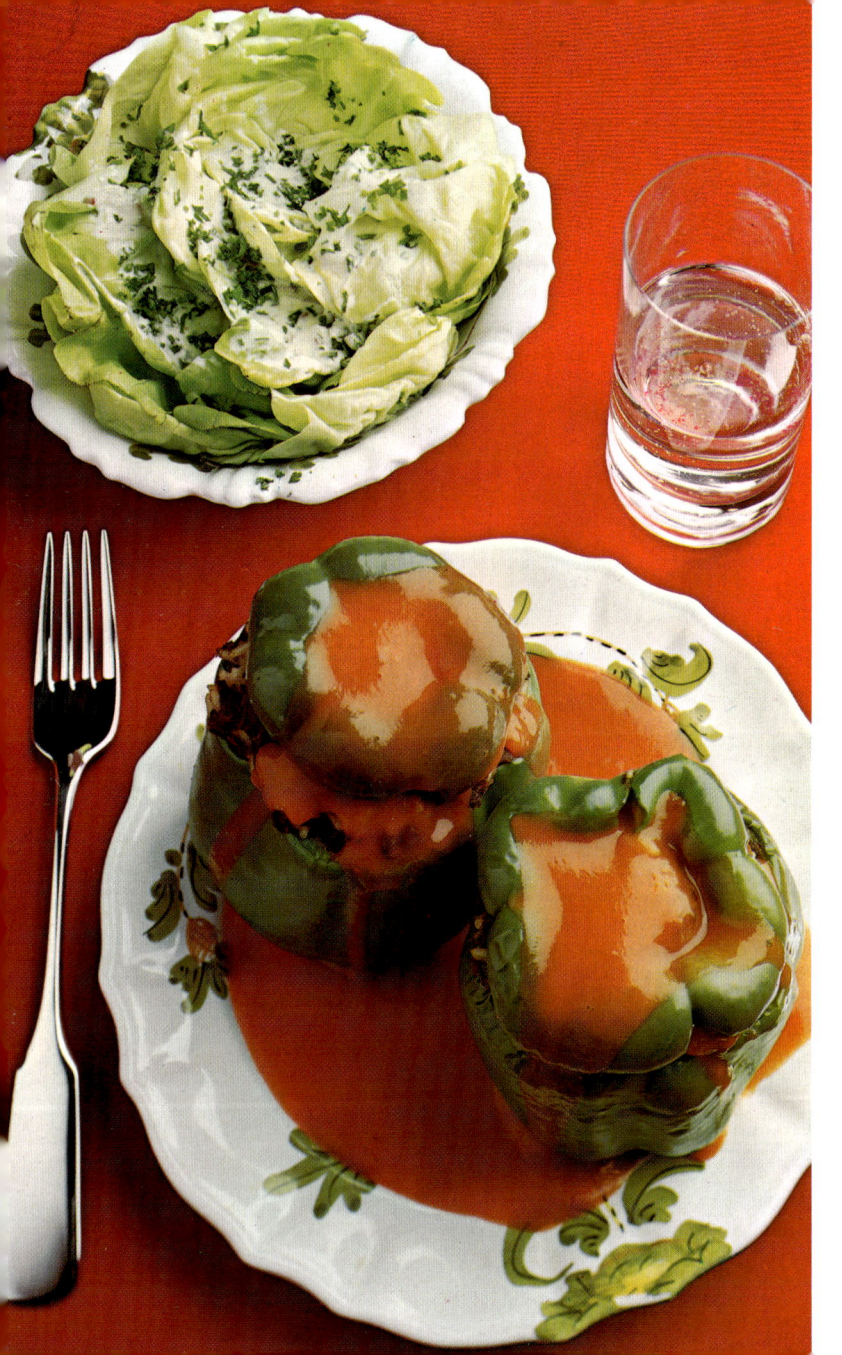

NACHSPEISEN

Ein wichtiger Hinweis vorweg:
Da der Süßstoff in Tablettenform in immer größerer Auswahl und verschiedenen Größen auf den Markt kommt, empfiehlt es sich, die Süßstoffmenge für die Desserts nach eigenem Geschmack zu bestimmen. Auf jeden Fall sollte die Devise heißen: so wenig Süßstoff wie möglich verwenden – der Gaumen stellt sich auf die geringere gesunde Süße um.

Je weniger Süßstoff verwendet wird, desto besser. Die in den Rezepten angegebenen Mengen sind Höchstmengen, die je nach Süßkraft der Tabletten variieren. Bei Desserts, die mit ausgereiften Früchten hergestellt werden, kann häufig auf Süßstoff verzichtet werden.

Apfelschnee
(105 Kalorien) 1¹/₂ BE, 3 g E, Ø F

1 säuerlicher Apfel (150 g), 7 Tabletten Süßstoff,
1 Teelöffel Zitronensaft, 1 Eiweiß

Den Apfel im Bratofen backen, bis er zu platzen beginnt. Durch ein Sieb streichen und mit Zitronensaft und aufgelöstem Süßstoff verrühren. Das Eiweiß sehr steif schlagen, mit dem Apfelmus vermischen und noch 10 Minuten weiterschlagen. Eisgekühlt servieren.

Apfelspeise
(83 Kalorien) 1¹/₂ BE, 1 g E, Ø F

1 säuerlicher Apfel (150 g), ¹/₈ l Wasser, ein Stückchen
Zitronenschale, 8 Tabletten Süßstoff,
1 Teelöffel Zitronensaft, 1 Blatt weiße Gelatine,
¹/₂ Blatt rote Gelatine

Abb. links: Gefüllte Paprikaschote
(Vergl. Rezept S. 94)

113

Den gewaschenen Apfel in Viertel schneiden. Mit dem Wasser und der Zitronenschale weichkochen. Durch ein Sieb passieren. Mit Süßstoff und Zitronensaft abschmecken und mit der kalt eingeweichten, warm aufgelösten Gelatine vermischen. In ein Förmchen füllen. Nach dem Erstarren stürzen.

Aprikosenkaltschale
(95 Kalorien) 1³/₄ BE, 1 g E, 1 g F

150 g Aprikosen, ¹/₄ l Wasser, 1 Stückchen Zitronenschale, 10 Tabletten Süßstoff, ¹/₂ Zwieback

Die gewaschenen Aprikosen halbieren, drei Kerne aufklopfen. Das Wasser mit der Zitronenschale, den aufgeklopften Kernen und dem Süßstoff zum Kochen bringen. Die Aprikosenhälften darin gar werden lassen. Vor dem Auftragen den in Stückchen zerbröckelten Zwieback als Einlage in die eisgekühlte Kaltschale geben.

Bratapfel
(73 Kalorien) 1 BE, ∅ E, 2 g F

1 kleiner aromatischer Apfel (100 g), Fett für die Form, Zimt

Eine kleine feuerfeste Form leicht mit etwas Butter oder Öl ausstreichen und den Apfel hineinsetzen. Leicht mit Zimt bepudern. In das vorgeheizte Backrohr schieben, bis der Apfel zu platzen beginnt. Heiß auftragen.

Buttermilchgelee
(73 Kalorien) ¹/₂ BE, 5 g E, 1 g F

¹/₈ l Buttermilch, 1 Teelöffel Rum, etwas abgeriebene Zitronenschale, 6 Tabletten Süßstoff, 1 Blatt weiße Gelatine, 1 Blatt rote Gelatine

Die Buttermilch mit Rum, Zitronenschale und heiß aufgelöstem Süßstoff mit einem Schneebesen gründlich verschlagen. Die kalt

eingeweichte, warm aufgelöste Gelatine hinzufügen und die
Speise in ein Glasschälchen füllen. Erstarren lassen.

Erdbeereis
(66 Kalorien) 1 BE, 1 g E, ⌀ F

*Dieses Eis kann nur im Mixer und nur mit tiefgekühlten
Erdbeeren zubereitet werden.*
125 g tiefgekühlte, ungezuckerte Erdbeeren,
2 Eßlöffel Milch, 8 Tabletten Süßstoff

Die noch tiefgefrorenen Früchte mit der Milch und dem aufgelösten Süßstoff in den Mixer geben und so lange rotieren lassen, bis die Erdbeeren eine cremige Masse geworden sind. Das
so gewonnene Eis in ein Glasschüsselchen füllen und möglichst
bald verzehren.

Erdbeerbecher
(137 Kalorien) 1³/₄ BE, 1 g E, 5 g F

150 g frische, reife Erdbeeren, Saft von ¹/₂ Apfelsine,
etwas Süßstoff in Pulverform, 1 Eßlöffel ungesüßte
Schlagsahne

Die gewaschenen Erdbeeren gut abtropfen lassen, entstielen und
halbieren. Mit dem Apfelsinensaft und dem Süßstoffpulver vermischen und im Kühlschrank kurz durchziehen lassen. In ein
hohes Glas füllen und mit der Sahne garnieren.

Erdbeergelee
(65 Kalorien) 1 BE, 3 g E, ⌀ F

150 g Erdbeeren – frisch oder tiefgekühlt (ungezuckert),
¹/₈ l Wasser, 8 Tabletten Süßstoff, 2¹/₂ Blatt Gelatine

Die Erdbeeren putzen, halbieren und ein Drittel der Früchte
beiseite stellen. Die übrigen Früchte mit dem Wasser und dem
Süßstoff aufkochen lassen und durch ein Sieb passieren. Die

beiseite gestellten Früchte hinzufügen und die kalt eingeweichte, warm aufgelöste Gelatine durch ein Sieb an das Fruchtmus geben. In eine Glasschüssel füllen und erstarren lassen. An Stelle von Erdbeeren kann man Himbeeren verwenden.

Erdbeersoufflé
(385 Kalorien) 1¹/₃ BE, 19 g E, 20 g F

6 Eßlöffel Milch, 1 Teelöffel Butter, 1 Teelöffel Mehl,
10 Tabletten Süßstoff, 2 Eigelb, 100 g Erdbeeren, 3 Eiweiß,
Fett für die Form

Die Milch in einem kleinen Topf mit der Butter aufkochen lassen und unter Rühren das Mehl hinzugeben. Den heiß aufgelösten Süßstoff hinzufügen, von der Kochstelle nehmen und unter ständigem Rühren nacheinander die beiden Eigelb untermischen. Die zu Püree verrührten Erdbeeren unter die Eimasse geben und zum Schluß den sehr steif geschlagenen Eischnee unterziehen. In eine kleine gefettete Auflaufform füllen und in 20 Minuten im vorgeheizten Backofen bei Mittelhitze (200°) goldgelb backen. An Stelle von Erdbeeren kann man Himbeeren verwenden.

Früchtebecher
(113 Kalorien) 1 BE, 2 g E, $\emptyset$ F

50 g Himbeeren, 50 g reife Johannisbeeren, 100 g Melone,
¹/₂ Zitrone, 1 Eßlöffel Rum, 6 Tabletten Süßstoff

Die Beerenfrüchte waschen und abtrocknen lassen. Die Himbeeren entstielen, die Johannisbeeren abstreifen und das Melonenfleisch in Würfel schneiden. Zitronensaft, Rum und heiß aufgelösten Süßstoff miteinander vermischen und über die Früchte gießen. Vor dem Auftragen kurze Zeit im Kühlschrank durchziehen lassen.

Früchtejoghurt
(124 Kalorien) 1 BE, 6 g E, 5 g F

80 g Beerenfrüchte, ⅛ l Joghurt, flüssiger Süßstoff

Die gewaschenen Beeren gut abtropfen lassen. Den Joghurt mit einem Schneebesen glattrühren und mit Süßstoff gut süß abschmecken. Die Beeren unter den Joghurt geben. Man kann auch Joghurt, Früchte und Süßstoff mit dem Elektroquirl oder im Mixer zu einer Fruchtmilch vermischen.

Joghurtgelee
(78 Kalorien) ½ BE, 6 g E, 4 g F

½ Becher Joghurt, 1 Teelöffel Zitronensaft,
etwas abgeriebene Zitronenschale, 4 Tabletten Süßstoff,
2 Blatt Gelatine

Den Joghurt mit Zitronensaft und -schale sowie dem aufgelösten Süßstoff mit einem kleinen Schneebesen verschlagen. Die kalt eingeweichte, warm aufgelöste Gelatine durch ein Sieb hinzufügen. In ein Glas geben und erstarren lassen.

Geleeapfel
(131 Kalorien) 1½ BE, 1 g E, 2 g F

1 säuerlicher Apfel (150 g), ⅛ l Weißwein, 6–8 Tabletten
Süßstoff, 1 Stückchen Vanille, 3 Mandeln,
1½ Blatt Gelatine

Den Apfel im ganzen schälen und mit einem Apfelausstecher das Kerngehäuse entfernen. Den Wein mit Süßstoff und Vanille zum Kochen bringen und den Apfel gut zugedeckt darin gar ziehen lassen. Den Apfel herausnehmen und rundherum mit den geschälten, gestifteten Mandeln spicken. Den Kochsaft mit der kalt eingeweichten, warm aufgelösten Gelatine binden und über den Apfel gießen. Erstarren lassen.

Melonensalat
(100 Kalorien) 1¹/₂ BE, ∅ E, ∅ F

¹/₄ Melone, Saft von ¹/₂ Zitrone und ¹/₂ Apfelsine,
1 Teelöffel Rum, 6 Tabletten Süßstoff

Die Melone von den Kernen befreien und von der Schale lösen.
In kleine Würfel schneiden. Zitronen- und Apfelsinensaft mit
dem Rum vermischen und die Süßstofftabletten darin auflösen.
Über die Melonenwürfel gießen. Im Kühlschrank gut durchziehen lassen.

Mokkacreme
(105 Kalorien) ¹/₂ BE, 10 g E, 4 g F

¹/₈ l Vollmilch, 6 Tabletten Süßstoff,
2 Teelöffel lösliches Kaffeepulver, 2 Blatt Gelatine,
1 Eiweiß

Die Milch erhitzen und den Süßstoff sowie das Kaffeepulver
darin auflösen. Mit der kalt eingeweichten, warm aufgelösten
Gelatine binden. Wenn die Speise zu gelieren beginnt, den steifgeschlagenen Eischnee unterziehen und in ein Glas füllen. Erstarren lassen.

Orangencreme
(155 Kalorien) 1 BE, 8 g E, 6 g F

1 Ei, Saft und Schale von 1 Apfelsine (170 g),
8 Tabletten Süßstoff, 1 Blatt Gelatine

Das Ei mit etwas abgeriebener Apfelsinenschale und dem Apfelsinensaft sowie dem heiß aufgelösten Süßstoff im Wasserbad
oder bei ganz leichter Hitze auf dem Herd so lange mit dem
Schneebesen schlagen, bis die Eimasse dickschaumig ist. Dann
die kalt eingeweichte, warm aufgelöste Gelatine hinzufügen
und weiterschlagen, bis die Creme abgekühlt ist. In ein Glas
oder ein Schälchen füllen und erstarren lassen.

Orangengelee
(85 Kalorien) 1 BE, 5 g E, ⌀ F

3 Eßlöffel Wasser, etwas abgeriebene Schale von einer ungespritzten Apfelsine, Saft von 1 Apfelsine (170 g), 10–12 Tabletten Süßstoff, 4 Blatt Gelatine

Das Wasser mit der Apfelsinenschale etwas kochen lassen. Von der Kochstelle nehmen und den ausgepreßten Apfelsinensaft hinzufügen. Mit dem aufgelösten Süßstoff abschmecken. Die kalt eingeweichte, warm aufgelöste Gelatine durch ein Sieb an die Flüssigkeit geben und in ein Glasschüsselchen füllen. Im Kühlschrank erstarren lassen.

Pfirsichsalat
(71 Kalorien) 1¹/₂ BE, 1 g E, ⌀ F

1 großer reifer Pfirsich (150 g), Saft von ¹/₂ Zitrone, 6 Tabletten Süßstoff

Den Pfirsich eine Sekunde in kochendes Wasser tauchen, abziehen, halbieren und in Scheibchen schneiden. Den Pfirsichkern aufklopfen und den Kern hacken. Den Zitronensaft mit dem heiß aufgelösten Süßstoff und dem gehackten Pfirsichkern vermischen und über die Pfirsichscheiben geben. Im Kühlschrank 30 Minuten durchziehen lassen.

Schaumomelett
(228 Kalorien) ⌀ BE, 19 g E, 16 g F

3 Eiweiß, 2 Eigelb, flüssiger Süßstoff, 5 g Butter

Die Eiweiß zu festem Schnee schlagen. Die Eigelb mit etwas flüssigem Süßstoff vermischen und den Eischnee unter das Eigelb mischen. In einer kleinen Pfanne mit einem Metallgriff die Butter heiß werden lassen und die Eimasse hineingeben. Wenn sich ein goldgelber Boden gebildet hat, die Pfanne in das vorgeheizte Backrohr geben und fertig backen. Die Füllung von frischem Beerenobst oder Diabetikerkompott muß extra berechnet werden.

Rhabarberköpfchen
(70 Kalorien) 1 BE, 3 g E, $\emptyset$ F

1/8 l Wasser, 1 Stückchen Zitronenschale,
15 Tabletten Süßstoff, 200 g Rhabarber – nach dem Putzen
gewogen, 50 g Erdbeeren, 3 Blatt Gelatine

Das Wasser mit der Zitronenschale aufkochen und den Süßstoff
und den kleingeschnittenen Rhabarber hinzufügen. Weich kochen lassen und die geputzten, geteilten Erdbeeren an die Speise
geben. Die kalt eingeweichte, warm aufgelöste Gelatine durch
ein Sieb hinzufügen und alles in einen großen Tassenkopf geben. Nach dem Erstarren auf ein Glastellerchen stürzen.

Pflaumenkompott
(75 Kalorien) 1¹/₂ BE, 1 g E, $\emptyset$ F

150 g reife Pflaumen, 1/2 Tasse Wasser,
1 Stückchen Stangenzimt, etwas Zitronenschale,
8 Tabletten Süßstoff

Die Pflaumen halbieren und entsteinen. Das Wasser mit dem
Zimt, der Zitronenschale und dem Süßstoff durchkochen lassen
und die Pflaumen darin weichdünsten. Abkühlen lassen.

Rote Grütze
(108 Kalorien) 1³/₄ BE, 6 g E, $\emptyset$ F

250 g Johannisbeeren, 1 Tasse Wasser,
15–20 Tabletten Süßstoff, 4 Blatt Gelatine

Die gewaschenen Johannisbeeren mit Wasser bedeckt weich
kochen und durch ein Sieb passieren. Noch heiß mit dem Süßstoff abschmecken und mit der kalt eingeweichten, warm aufgelösten Gelatine binden. In einem Förmchen erstarren lassen und
zum Stürzen die Form eine Sekunde in heißes Wasser halten.
Besonders gut schmeckt die Rote Grütze, wenn sie zu gleichen
Teilen aus Himbeeren und Johannisbeeren zubereitet wird.

Rhabarberkompott
(40 Kalorien) ⌀ BE, ⌀ E, ⌀ F

¹/₈ l Wasser, 1 Stückchen Zitronenschale,
1 Stückchen Zimt, 15 Tabletten Süßstoff, 200 g Rhabarber –
nach dem Putzen gewogen

Das Wasser mit Zitronenschale, Zimt und Süßstoff etwas durchkochen lassen. Den Rhabarber waschen, in Stückchen schneiden
und in dem kochenden Wasser gar kochen. Erkalten lassen.

Weingelee
(52 Kalorien) ⌀ BE, 3 g E, ⌀ F

¹/₄ l Rotwein, 1 Stückchen Zitronenschale,
1 Stückchen Zimt, 8 Tabletten Süßstoff, 3 Blatt Gelatine

Den Wein mit Zitronenschale und Zimt etwas kochen lassen
und mit dem Süßstoff abschmecken. Zitronenschale und Zimt
herausnehmen. Die kalt eingeweichte, warm aufgelöste Gelatine
durch ein Sieb an den Rotwein geben und in ein Schälchen füllen. Am besten am Vortag zubereiten, damit die Speise über
Nacht fest werden kann. Da der Alkohol in dem Wein während des Kochens verdampft, ist der Kaloriengehalt dieser
Speise besonders gering.

Stachelbeerschaum
(97 Kalorien) 1 BE, 8 g E, ⌀ F

150 g grüne Stachelbeeren, knapp ¹/₈ l Wasser, Süßstoff,
2 Blatt Gelatine, 1 Eiweiß

Die Stachelbeeren knapp mit Wasser bedeckt weich kochen und
durch ein Sieb streichen. Die Fruchtmasse mit Süßstoff abschmecken und mit der kalt eingeweichten, warm aufgelösten
Gelatine binden. Wenn die Masse zu erstarren beginnt, mit dem
steifgeschlagenen Eischnee vermischen und in ein Schüsselchen
geben.

Schokoladengelee
(99 Kalorien) $^1/_2$ BE, 5 g E, 4 g F

*$^1/_8$ l Vollmilch, 1 Stückchen Orangenschale,
1 Teelöffel Kakao, 6 Tabletten Süßstoff, 2 Blatt Gelatine*

Die Milch mit der Orangenschale und dem Süßstoff zum Kochen bringen, den kalt angerührten Kakao hinzufügen und mit der kalt eingeweichten, warm aufgelösten Gelatine binden. In ein Schälchen geben und erstarren lassen.

Zitronencreme
(101 Kalorien) $^1/_4$ BE, 8 g E, 6 g F

*1 Ei, Saft und Schale von $^1/_2$ Zitrone, bis zu 12 Tabletten
Süßstoff, 1 Blatt Gelatine*

Das Ei mit etwas abgeriebener Zitronenschale und dem Zitronensaft sowie dem heiß aufgelösten Süßstoff im Wasserbad oder bei ganz leichter Hitze auf dem Herd so lange mit dem Schneebesen schlagen, bis die Eimasse dickschaumig ist. Dann die kalt eingeweichte, warm aufgelöste Gelatine hinzufügen und weiterschlagen, bis die Creme abgekühlt ist. In ein Glas oder ein Schälchen füllen und erstarren lassen.

Zitronengelee mit Himbeeren
(70 Kalorien) $^3/_4$ BE, 4 g E, $\emptyset$ F

*$^1/_8$ l Wasser, etwas abgeriebene Zitronenschale, Saft von
einer Zitrone, bis zu 12 Tabletten Süßstoff,
3 Blatt Gelatine, 100 g frische oder tiefgekühlte
ungesüßte Himbeeren, Süßstoffpulver*

Das Wasser mit der Zitronenschale aufkochen und durch ein Sieb geben. Zitronensaft und Süßstoff hinzufügen. Die kalt eingeweichte, warm aufgelöste Gelatine durch ein Sieb an die Flüssigkeit geben. Wenn sie zu erstarren beginnt, einige Himbeeren, mit Süßstoff bestreut, in ein Kelchglas legen und bis zur Hälfte mit Zitronengelee füllen. In den Kühlschrank stellen. Wenn es erstarrt ist, eine dicke Schicht Himbeeren draufgeben und das restliche Gelee. Mit Himbeeren garnieren.

KUCHEN UND TORTEN

Biskuitkuchen
(1400 Kalorien) 15 BE, 36 g E, 31 g F

3 Eier, 3 Eßlöffel heißes Wasser, 100 g Diabetikerzucker,
abgeriebene Schale ¹/₂ Zitrone, 20 g geriebene Mandeln,
100 g Weizenmehl, 1 Teelöffel Backpulver,
Butter für die Form

Eigelb, Wasser, Diabetikerzucker und Zitronenschale mit dem
Elektroquirl oder dem Rührwerk einer Haushaltmaschine dickschaumig schlagen. Die Mandeln und das mit Backpulver gesiebte
Mehl hinzufügen. Zuletzt den sehr steif geschlagenen Eischnee
unter den Teig ziehen. Eine Kastenform mit Butter ausstreichen
und den Teig hineinfüllen. Im vorgeheizten Backofen bei schwacher Mittelhitze (180°) in etwa 20 Minuten goldbraun backen.
In 10 Stückchen schneiden.
Jedes Kuchenstück enthält 140 Kalorien sowie 1¹/₂ BE.

Nußkuchen
(1200 Kalorien) 6 BE, 28 g E, 51 g F

2 Eier, 70 g Diabetikerzucker, Saft und Schale ¹/₄ Zitrone,
60 g feingeriebene Haselnüsse, 40 g Weizenmehl,
20 g Butter

Die Eigelb mit dem Diabetikerzucker, Zitronensaft und -schale
schaumig rühren und abwechselnd steif geschlagenen Eischnee
sowie Nüsse und Mehl unter die Schaummasse rühren. Zuletzt
die zerlassene Butter unterziehen. In eine kleine gefettete Kastenform geben und im vorgeheizten Backofen bei schwacher
Mittelhitze (180°) in 20–25 Minuten garbacken. In 12 Scheiben
schneiden.
Jedes Stück Kuchen enthält 100 Kalorien sowie ½ BE.

Obstkuchen

(2040 Kalorien) 21 BE, 33 g E, 93 g F

90 g Butter oder Margarine, 90 g Diabetikerzucker,
abgeriebene Schale 1/2 Zitrone, 2 Eier, 125 g Weizenmehl,
1 Teelöffel Backpulver, 750 g entsteinte Sauerkirschen
oder 750 g Äpfel oder 750 g Pfirsiche, etwas Süßstoffpulver
zum Bestreuen

Das Fett mit dem Diabetikerzucker und der Zitronenschale
schaumig rühren. Abwechselnd die ganzen Eier und das mit
Backpulver gesiebte Mehl hinzufügen. In eine kleine gefettete
Springform (22 cm ⌀) füllen und mit entsteinten Sauerkirschen,
in Achtel geschnittenen Äpfeln oder mit entsteinten, in Viertel
geschnittenen Pfirsichen belegen. Im vorgeheizten Ofen bei mittlerer Hitze (200°) in 40–45 Minuten goldgelb backen. Mit
Süßstoffpulver bestreuen. In 12 Teile schneiden.
1 Stück Torte enthält 170 Kalorien sowie 1³/₄ BE.

Quarktorte

(1842 Kalorien) 10 BE, 120 g E, 94 g F

150 g Mehl, 1/2 Teelöffel Backpulver, 3 Teelöffel flüssiger
Süßstoff, 1 Eigelb, 75 g Butter oder Margarine
Belag: 500 g Magerquark, abgeriebene Schale von
1 Zitrone, 6 Teelöffel flüssiger Süßstoff, 2 Eier,
6 Blatt weiße Gelatine

Die Teigzutaten zu einem Mürbteig verkneten und kaltstellen.
Den Teig in Größe einer kleinen Springform (22 cm ⌀) aus-
rollen, auf den gefetteten Boden einer Springform geben und
im vorgeheizten Backofen bei mittlerer Hitze (200°) in 20 Minuten goldgelb backen. Den Quark mit Zitronenschale, Süßstoff und Eigelb verrühren und die kalt eingeweichte, warm
aufgelöste Gelatine hinzufügen. Wenn die Masse zu erstarren
beginnt, den steifgeschlagenen Eischnee unter die Quarkmasse
ziehen. Den abgekühlten Tortenboden wieder in die Springform
geben und den Rand der Springform mit Butterbrotpapier oder
Folie auslegen. Den Quark auf den Tortenboden streichen und

kaltstellen. Wenn die Quarkmasse erstarrt ist, die Torte in
10 Stücke teilen. Zum Aufheben in den Kühlschrank stellen
oder im Tiefkühlschrank einfrieren.
1 Stück Torte enthält 184 Kalorien sowie 1 BE.

Schokoladenkuchen

(1860 Kalorien) 14 BE, 36 g E, 48 g F

90 g Butter oder Margarine, 80 g Diabetikerzucker, 2 Eier,
90 g Mehl, 1/2 Teelöffel Backpulver, 25 g geriebene
Haselnüsse, 10 g Kakao, die abgeriebene Schale einer
Zitrone

Fett und Zucker sehr schaumig rühren (am besten mit dem
Elektroquirl) und abwechselnd die Eigelb und das mit Backpulver gesiebte Mehl hinzufügen. Die Haselnüsse vorher im
heißen Backofen erhitzen, bis die Schale platzt und die von der
Schale befreiten Nüsse fein reiben. Nüsse, Kakao und Zitronenschale unter den Teig rühren und zuletzt den steifgeschlagenen
Eischnee darunterziehen. Den Kuchenteig in eine kleine gefettete Kastenform füllen und bei schwacher Mittelhitze (180°) in
40–45 Minuten garbacken. Dieses Rezept ergibt einen kleinen
vorzüglichen Kuchen. Den Kuchen in 14 Stückchen teilen.
Jedes Stück Kuchen enthält 155 Kalorien sowie 1 BE.

Zwetschgenkuchen oder Apfelkuchen

(1848 Kalorien) 28 BE, 40 g E, 33 g F

250 g Weizenmehl, 10 g Hefe, knapp 1/8 l lauwarme Milch,
1 Prise Salz, abgeriebene Schale 1/2 Zitrone, 1/2 Ei,
20 g Diabetikerzucker, 30 g Butter oder Margarine,
750 g Zwetschgen oder säuerliche Äpfel, 1 Prise Zimt,
30 g Diabetikerzucker

Aus Mehl, aufgelöster, gut aufgegangener Hefe, Milch, Salz,
Zitronenschale, einem halben verquirlten Ei, Diabetikerzucker
und Fett einen Hefeteig zubereiten und so lange schlagen, bis
er sich vom Schüsselboden löst. Zugedeckt gehen lassen. Aus-

rollen und auf ein gefettetes Backblech geben. Mit den aufge-
schnittenen, entkernten Pflaumen belegen, dabei einen Teig-
rand lassen. Im vorgeheizten Backofen bei Mittelhitze (200°)
in etwa 30 Minuten garbacken. Mit Zimt bestäuben und mit
Diabetikerzucker bestreuen. In 28 Stücke schneiden. Pflaumen-
kuchen läßt sich gut einfrieren.
Jedes Stück Kuchen enthält 77 Kalorien und 1 BE.

GETRÄNKE

Apfelsinenmilch
(105 Kalorien) 1 BE, 5 g E, 4 g F

1/8 l Vollmilch, 1/2 Apfelsine, 1 Teelöffel flüssiger Süßstoff

Von der gründlich gewaschenen Apfelsine etwas Schale fein ab-
reiben und zusammen mit dem Apfelsinensaft und dem Süßstoff
unter Schlagen mit dem Schneebesen oder dem Elektroquirl mit
der eisgekühlten Milch vermischen, bis sich ein feiner Schaum
gebildet hat. Sofort auftragen.

Erdbeermilch
(82 Kalorien) 1 BE, 5 g E, 1 g F

*1/8 l Magermilch, 100 g Erdbeeren, 6–8 Tabletten Süßstoff
oder flüssiger Süßstoff*

Die Milch im Mixer oder mit dem Elektroquirl mit den Erdbeeren und dem heiß aufgelösten Süßstoff gründlich vermischen,
in ein Glas füllen und sofort auftragen.
Dasselbe Rezept schmeckt auch mit Blaubeeren vorzüglich.

Grapefruit-Joghurt
(130 Kalorien) 1 1/2 BE, 6,5 g E, 5 g F

1/8 l Joghurt, 1/2 Grapefruit, 1 Teelöffel flüssiger Süßstoff

Den Joghurt mit etwas abgeriebener Grapefruitschale sowie

dem Saft der Grapefruit und dem Süßstoff mit einem Schneebesen sahnig schlagen. In ein Glas füllen und möglichst bald
trinken.

Sanddorn-Joghurt
(100 Kalorien) $^1/_2$ BE, 6 g E, 5 g F

$^1/_8$ l Joghurt, 1 Eßlöffel Sanddornsaft, einige Spritzer
flüssiger Süßstoff

Alle Zutaten mit einem Schneebesen sahnig schlagen und den
Sanddorn-Joghurt eisgekühlt servieren.

Austauschtabelle für Kohlenhydrate

1 BE = 12 g Kohlenhydrate
sind enthalten in:

Brot

Roggenvollkornbrot – Mischbrot (1 dünne Scheibe Brot)	25 g
Weißbrot – Toastbrot (1 dünne Scheibe Brot)	24 g
Brötchen (½ Semmel)	21 g
Knäckebrot	16 g
Zwieback (ei- und zuckerfrei)	16 g

Nährmittel

Weizenmehl (Typ 405 und 550)	16 g
Diabetesmehl	25 g
Teigwaren (alle Nudelsorten)	17 g
Haferflocken (grob u. fein)	18 g
Cornflakes	15 g
Stärkepuder (Gustin, Mondamin)	14 g
Reis	15 g
Diabetikerzucker	12 g

Milch

Vollmilch – Magermilch (knapp ¼ l)	240 g
Joghurt (knapp ¼ l)	240 g
Kondensierte Milch, ungesüßt (7 Eßlöffel)	120 g

Kartoffeln und Gemüse

(Bitte beachten: Anrechnungsfreie Gemüse Seite 129)

Kartoffeln geschält und gekocht	60 g
Kartoffeln ungeschält	80 g
Auberginen	300 g
Bohnen, grüne	240 g
Erbsen, grüne, frisch (ohne Schoten)	90 g
Erbsen, grüne (Konserven)	110 g
Fenchel	100 g
Karotten, Mohrrüben (gelbe Rüben)	200 g
Paprikaschoten	240 g
Rosenkohl	200 g
Rotkohl (Blaukraut)	250 g
Rote Rüben	170 g
Schwarzwurzeln	130 g
Hülsenfrüchte: Erbsen, Linsen, Bohnen	21 g

Früchte

Apfel	100 g
Apfelsine, Orange (mit Schale)	170 g
Aprikosen (mit Kern)	110 g
Bananen (mit Schale)	90 g
Birne	90 g
Erdbeeren	150 g

Grapefruit, Pampelmuse (mit Schale)	170 g	Melone (mit Schale)	250 g
		Pfirsich (mit Kern)	120 g
Heidelbeeren (Blaubeeren)	90 g	Pflaumen, Zwetschgen (mit Kern)	100 g
Himbeeren	150 g		
Johannisbeeren, rot	150 g	Stachelbeeren	130 g
Johannisbeeren, schwarz	120 g	Erdnüsse (ohne Schale)	60 g
Kirschen, süß (mit Kern)	90 g	Walnüsse (ohne Schale)	80 g
Kirschen, sauer (mit Kern)	100 g		

Bedingt anrechnungsfähige und anrechnungsfreie Gemüse und Salate

Kohlenhydratreiche Sorten
Ohne Anrechnung bis 100 g erlaubt:
Artischocken, Maiskolben, Speisemais.

Kohlenhydratarme Sorten
Ohne Anrechnung bis 200 g erlaubt:
Auberginen, Bambussprossen, Bohnen (grün), Grünkohl, Kohlrüben, Kürbis, Lauch (Porree), Paprikaschoten, Rotkohl, Sellerieknollen, Steinpilze, Zucchini.

Kohlenhydratärmste Sorten
Ohne Anrechnung erlaubt:
Bleichsellerie, Blumenkohl, Broccoli, Butterpilze, Champignons, Chicorée, Chinakohl, Eisbergsalat, Endiviensalat, Feldsalat, Gurken, Kohlrabi, Kopfsalat, Mangold, Pfifferlinge, Radieschen, Radicchio, Rettich, Rhabarber, Sauerkraut, Spargel, Spinat, Tomaten, Weißkohl, Wirsing.

Alle Gemüse enthalten in geringerer oder größeren Mengen Kohlenhydrate, die man in der Nährwerttabelle, Seite 135, nachschlagen kann. Trotzdem gibt es eine größere Anzahl von Gemüsen, die für die BE-Berechnung des Speisezettels anrechnungsfrei oder zumindest in Mengen von 100–200 g anrechnungsfrei sind. Das liegt an dem Zuckergehalt des einzelnen Gemüses.
Bei den anrechnungsfreien Gemüsen, wie z. B. Spargel oder Spinat, bestehen die Kohlenhydrate aus Zellulose, die nicht zu Zucker abgebaut werden, während z. B. Möhren einen Kohlenhydratgehalt mit einem relativ hohen Zuckergehalt haben.

Fett-Berechnungstabelle

10 g Fett sind enthalten in:

Fett, Milch, Käse, Eier

12 g Butter, Margarine, reine Mayonnaise	35 g vollfetter Käse
10 g Öl, Schmalz	100 g Schmelzkäse (halbfett)
¹/₄ l Joghurt, Vollmilch (Vorzugsmilch)	
2 Eßlöffel Sahne	Magerquark, Magermilch und
1¹/₂ Eigelb	Buttermilch sind so fettarm,
45 g Camembert	daß sie fettberechnungsfrei sind.

Fleisch und Geflügel

400 g Rindfleisch (sehr mager)	15 g Speck (durchwachsen)
60 g Rindfleisch (mittelfett)	25 g Bratwürstchen
120 g Kalbfleisch (mittelfett)	250 g Brathuhn (roh)
200 g Kalbsleber, Kalbsniere	100 g Suppenhuhn (roh)
150 g Schweinefleisch (mager)	
30 g Schweinefleisch (fett)	Wild ist so fettarm, daß es fett-
50 g Hammelfleisch	berechnungsfrei ist.

Aufschnitt

50 g gekochter Schinken	50 g magere Kalbsleberwurst,
30 g roher Schinken	Leberkäs
250 g Lachsschinken (ohne Fettrand)	30 g Mortadella, Gelbwurst
	25 g Landleberwurst, Blutwurst
130 g Corned beef	20 g Mettwurst, Salami
50 g Wiener-, Frankfurter Würstchen	

Fische und Schalentiere

300 g Goldbarschfilet,
     Rotbarschfilet
250 g Karpfen, Heilbutt
100 g Matjeshering, Bückling
  50 g geräucherter Aal

Forelle, Seezunge, Schellfisch,
Scholle, Kabeljau, Dorsch und
Schalentiere sind so fettarm, daß
sie fettberechnungsfrei sind.

Verschiedenes

70 g Avocadofrucht, Oliven
30 g Diabetikerschokolade

20 g Mandeln
15 g Nüsse

Nährwerttabelle
für den Hausgebrauch

(Zahlen leicht abgerundet)
12 Kohlenhydrate = 1 BE
E = Eiweiß   F = Fett
KH = Kohlenhydrate
Kcal = Kalorien*
kJ = Joule

Brot und Backwaren	E	F	KH	Kcal	kJ
1 normales Brötchen (42 g)	3	0,5	24	120	505
1 kleines Brötchen (35 g)	2	0,5	20	98	410
1 Scheibe Weißbrot oder Toast (25 g)	1,5	–	14	70	294
1 Scheibe Vollkornbrot oder Mischbrot (40 g)	3,2	–	21	95	400
1 Scheibe Knäckebrot (8 g)	1	–	6	30	130
1 Zwieback (ei- und zuckerfrei) (10 g)	1	–	7,6	40	170
2 Cräcker	1	–	6	35	150
1 Eßlöffel Semmelbrösel (10 g)	1	–	7	35	150
1 Teelöffel Semmelbrösel	0,5	–	3	15	65

Nährmittel	E	F	KH	Kcal	kJ
100 g Reis	7	2	75	370	1550
100 g Teigwaren	13	3	72	390	1635
1 Tasse Cornflakes (25 g)	2	–	21	97	410
100 g Haferflocken	14	7	66	402	1685
1 Eßlöffel Haferflocken	1	0,5	7	40	170
100 g Mehl	11	1,5	74	370	1550
1 gestrichener Eßlöffel Mehl	1	–	7	37	155
1 gestrichener Teelöffel Mehl	–	–	2	11	45
100 g Diabetikermehl	34	5	49	389	1630

* Offiziell wird seit 1. Januar 1978 die Kalorie durch »Joule« ersetzt.
1 Kalorie = 4,186 Joule (kJ).

	E	F	KH	Kcal	kJ
100 g Weizengrieß	10	1	75	370	1550
100 g Stärkepuder	–	–	87	367	1635
100 g Diabetikerzucker	–	–	–	380	1670
100 g Diabetikermarmelade	0,5	–	18	230	965
1 Teelöffel Diabetikermarmelade	–	–	–	20	85
1 Blatt Gelatine	1	–	–	4	17
1 Teelöffel Kakao	1	0,5	1	15	65

Milch, Fett, Käse und Eier	E	F	KH	Kcal	kJ
¹/₄ l Vollmilch (3 % Fett)	8,2	8	12	150	630
1 Eßlöffel Vollmilch	1	–	1	10	45
¹/₄ l Magermilch	10	2	12	90	380
¹/₄ l Joghurt	12	10	12	185	775
1 Becher Joghurt (175 g)	9	7	9	126	530
1 Eßlöffel Sahne	–	5	–	45	190
1 Eßlöffel Dosenmilch	1	1	1	20	85
10 g Butter oder Margarine	–	8	–	77	325
1 Teelöffel Butter oder Margarine	–	4	–	38	160
10 g Schweineschmalz	–	10	–	95	400
1 Eßlöffel Öl	–	10	–	90	380
1 Teelöffel Öl (ca. 3 g)	–	3	–	40	120
1 Eßlöffel Mayonnaise (15 g)	–	11	–	100	420
100 g Magermilchquark	17	1	2	88	370
1 Eckchen Camembert (30 g)	6	7	–	90	380
1 Scheibe vollfetter Käse (50 g)	16	15	1	207	870
50 g Schmelzkäse (halbfett)	12	5	–	105	440
1 Eßlöffel geriebener Käse (7 g)	2,5	2,5	–	30	130
1 Hühnerei (60 g) Sorte 3	7	6	–	88	370
1 Eigelb	4	6	–	72	305
1 Eiweiß	3,2	–	–	16	70

Fleisch, Wild und Geflügel	E	F	KH	Kcal	kJ
100 g Rindfleisch mager, roh (auch als Beefsteakhack)	22	2	–	120	505
100 g Rindfleisch mittelfett, roh	15	18	–	220	925
1 Scheibe Roastbeef (80 g) ohne Sauce	12	9	–	140	590
1 Portion Zunge (80 g) ohne Sauce	13	10	–	130	545
100 g Kalbfleisch, roh	16	8	–	140	590
100 g Kalbsleber, roh	18	4	4	135	565
100 g Kalbsniere oder -herz, roh	12	5	1	120	505
100 g Schweinefleisch mager, roh	19	7	–	150	630
100 g Schweinefleisch mittelfett, roh	18	21	–	260	1090

	E	F	KH	Kcal	kJ
100 g Schweinefleisch fett, roh	10	37	–	390	1635
100 g geräucherter Speck	2	80	–	770	3225
100 g magerer Speck	8	60	–	600	2515
. 1 Bratwürstchen (100 g)	14	44	–	450	1890
100 g Hammelfleisch mittelfett, roh	13	20	–	250	1050
1/2 Brathuhn, roh (250 g)	37	10	–	270	1130
1/4 Suppenhuhn, roh (250 g)	50	32	–	500	2100
1/2 gegrilltes Hähnchen (250 g)	37	20	–	360	1510
100 g Hasenfleisch, roh	17	2	–	99	415
100 g Puter, roh	15	11	–	168	705

Aufschnitt	E	F	KH	Kcal	kJ
1 Scheibe gekochter Schinken (50 g)	10	10	–	137	575
1 Scheibe roher Schinken (50 g)	8	15	–	172	720
50 g Lachsschinken	12	2	–	70	295
30 g Mettwurst	4	15	–	160	670
30 g Blutwurst	4	13	–	140	590
30 g fette Leberwurst	4	12	–	132	555
30 g magere Leberwurst	5	6	–	80	335
30 g Leberkäse	4	7	–	81	340
1 Paar Frankf. Würstchen (100 g)	13	21	–	250	1050
100 g Corned beef	22	6	–	153	640
50 g Mortadella	6	16	–	183	770

Fische und Schalentiere	E	F	KH	Kcal	kJ
100 g Aal, roh	9	18	–	209	875
100 g Filet vom Rotbarsch, Goldbarsch, roh	19	3	–	112	470
100 g Filet vom Schellfisch, roh	18	–	–	80	335
100 g Filet vom Seelachs, roh	18	1	–	88	370
100 g Filet von der Seezunge, roh	14	–	–	65	270
1 Portionsforelle oder Renke, roh (150 g)	15	1	–	78	330
1 frischer Hering, roh (120 g)	10	15	–	200	840
1 Portionsstück Karpfen, roh (250 g)	25	10	–	200	840
1 mittelgroße Scholle, roh (250 g)	30	3	–	160	670
1 mittelgroße Seezunge (250 g)	30	1	–	130	545
1 Matjeshering (150 g)	28	18	–	240	1005
1 Stückchen geräucherter Aal (50 g)	7	10	–	123	515
1 Bückling (200 g)	28	18	–	300	1260
100 g Thunfisch in Öl (abgetropft, ohne Öl)	24	14	–	260	1090
1 Dose Ölsardinen (Sard. ohne Öl)	24	14	1	240	1005
1/2 Hummer (250 g)	16	2	–	90	380
6–8 mittelgroße Krebse (200 g)	26	1	–	120	505

	E	F	KH	Kcal	kJ
6 Austern	12	2	6	120	505
100 g Muschelfleisch	8	1	2	60	250
100 g Crabmeat (aus der Dose)	10	1	–	70	295
100 g Krabben, ausgelöst	18	1	1	84	355
30 g Kaviar (1 ounce)	7	4	1	75	315

Gemüse	E	F	KH	Kcal	kJ
1 große Artischocke	3	–	15	72	305
1 Aubergine (100 g)	1	–	4	22	95
1 kleiner Kopf Blumenkohl (500 g)	10	–	10	85	360
200 g grüne Bohnen (Brechbohnen)	4	–	10	62	255
50 g weiße Bohnen (Hülsenfrüchte)	10,5	1	28	175	735
100 g Broccoli	–	–	5	33	140
100 g Champignons	3	–	3	22	95
1 Kolben Chicorée (150 g)	1	–	3	20	85
1 Kopf Endiviensalat	3	–	6	40	170
100 g frische, ausgelöste Erbsen	6	–	13	90	380
50 g Erbsen (Hülsenfrüchte)	11	0,5	30	175	735
1 Fenchelknolle (150 g)	3	–	13	75	315
1 Salatgurke (ca. 400 g)	–	–	4	30	130
1 Gewürzgurke	–	–	4	30	130
1 mittelgroße Kartoffel (80 g)	1	–	12	55	230
1 Kohlrabiknolle (250 g)					
oder 2 junge Kohlrabi	3	–	8	45	190
250 g geschnittener Weißkohl	2	–	7	50	210
250 g geschnittener Wirsingkohl	5	–	7	60	250
200 g Rosenkohl	8	2	12	84	355
50 g Linsen	12	1	28	177	745
1 Eßlöffel geriebener Meerrettich	1	–	2	10	45
1 Mohrrübe (ca. 100 g)	1	–	6	30	130
1 Olive	–	–	–	7	30
1 grüne od. rote Paprikaschote (100 g)	2	1	5	40	170
100 g Pfifferlinge	1	–	2	15	65
1 Porreestange (120 g)	1	–	4	25	105
1 Radieschen (5 g)	–	–	–	1	5
1 Kopf Salat	2	–	2	20	85
250 g Sauerkraut	4	–	10	65	270
500 g Schwarzwurzeln	5	–	45	205	860
250 g Spargel (frisch od. aus der Dose)	2	–	5	40	170
250 g Spinat	15	–	5	45	190
250 g Tomaten	2,5	–	8	45	190
1 kleine Tomate (50 g)	0,5	–	1,5	9	40
1 Eßlöffel Tomatenmark	1	–	4	25	105
1 Zwiebel (50 g)	–	–	4	20	85
100 g Zucchini	1	–	5	28	120

Früchte	E	F	KH	Kcal	kJ
1 Apfel (100 g)	–	–	12	48	205
1 Apfelsine (170 g)	1	–	12	63	260
100 g Aprikosen (3 Stück)	–	–	12	50	210
100 g Aprikosen getrocknet	5	–	65	300	1260
1 Avocado (200 g)	4	34	12	340	1425
1 mittelgroße Banane (170 g)	2	–	24	104	435
1 Birne (170 g)	1	–	24	95	400
100 g Erdbeeren	–	–	8	38	160
1 Grapefruit (300 g)	1	–	21	50	210
100 g Heidelbeeren (Blaubeeren)	–	–	13	50	210
100 g Himbeeren	1	–	8	46	195
100 g rote Johannisbeeren	1	–	8	23	100
100 g Kirschen (süß)	–	–	13	30	130
120 g Pfirsich (1 kleiner Pfirsich)	1	–	12	43	180
100 g Pflaumen	0,7	–	12	18	75
100 g Preiselbeeren	–	–	9	65	270
100 g Wassermelone	–	–	1,5	70	295
100 g Honigmelone	0,8	–	6,4	60	250
100 g Stachelbeeren (reif)	–	–	9	40	170
1 Zitrone (100 g)	–	–	5	37	155
10 g Nüsse oder Mandeln	2	6	1,5	64	265

Getränke	E	F	KH	Kcal	kJ
1/8 l Grapefruitsaft (ungezuckert)	1	–	14	50	210
1/8 l Karottensaft	1	–	12	60	250
1/8 l Rübensaft	1,5	–	13	53	225
1/8 l Tomatensaft	2	–	8	35	150
(frischer Tomatensaft ist anrechnungsfrei!)					
1 Glas Weißwein	–	–	–	70	295
1 Glas Rotwein	–	–	–	80	335
1 Glas trockener (Diabetiker-) Sekt	–	–	–	70	295
1 Eßlöffel Wein	–	–	–	10	45
1 Glas Whisky, Gin, Cognac	–	–	–	150	630
1 Flasche Diätbier	2	–	3,5	135	565

Register

Weitere Titel aus dem humboldt-Programm (eine Auswahl)